「十三五」国家重点图书出版规划项目

中医古籍名家 **点评** 丛书

总主编◎吴少祯

晋·葛　洪◎原著
梁·陶弘景◎补阙
金·杨用道◎附广
沈澍农◎点评
沈澍农　王　斌◎校注

肘后备急方

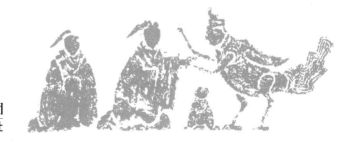

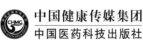

中国健康传媒集团
中国医药科技出版社

图书在版编目（CIP）数据

肘后备急方/（晋）葛洪原著；（梁）陶弘景补阙；（金）杨用道附广；沈澍农点评 .—北京：中国医药科技出版社，2021.2（2024.8重印）

（中医古籍名家点评丛书）

ISBN 978 - 7 - 5214 - 2353 - 2

Ⅰ.①肘…　Ⅱ.①葛…②陶…③杨…④沈…　Ⅲ.①方书 - 中国 - 晋代　Ⅳ.①R289.337.2

中国版本图书馆 CIP 数据核字（2021）第 031038 号

美术编辑　陈君杞
版式设计　南博文化

出版　**中国健康传媒集团** | 中国医药科技出版社

地址　北京市海淀区文慧园北路甲 22 号

邮编　100082

电话　发行：010 - 62227427　邮购：010 - 62236938

网址　www.cmstp.com

规格　710 × 1000mm $\frac{1}{32}$

印张　18

字数　263 千字

版次　2021 年 2 月第 1 版

印次　2024 年 8 月第 5 次印刷

印刷　三河市万龙印装有限公司

经销　全国各地新华书店

书号　ISBN 978 - 7 - 5214 - 2353 - 2

定价　**49.00 元**

获取新书信息、投稿、为图书纠错，请扫码联系我们。

◉ | 出版者的话

　　中医药是中国优秀传统文化的重要组成部分之一。中医药古籍中蕴藏着历代名家的思维智慧与实践经验。温故而知新，熟读精研中医古籍是当代中医继承、创新的基石。新中国成立以来，中医界对古籍整理工作十分重视，因此在经典、重点中医古籍的校勘注释，常用、实用中医古籍的遴选、整理等方面，成果斐然。这些工作在帮助读者精选版本、校准文字、读懂原文方面发挥了良好的作用。

　　习总书记指示，要"切实把中医药这一祖先留给我们的宝贵财富继承好、发展好、利用好"，从而对弘扬中医药学、更进一步继承利用好中医药古籍提出了更高的要求。为此我们策划组织了《中医古籍名家点评丛书》，试图在前人整理工作的基础上，通过名家点评的方式，更进一步凸显中医古代要籍的学术精华，为现代中医药的发展提供借鉴。

　　本丛书遴选历代名医名著百余种，分批出版。所收医药书多为传世、实用，且在校勘整理方面已比较成熟的中医古籍。其中包括常用经典著作、历代各科名著，以及古今临证、案头常备的中医读物。本丛书致力于将现有相关的最新研究成果集于一体，使之具备版本精良、校勘细致、内容实用、点评精深的特点。

参与点评的学者，多为对所点评古籍研究有素的专家。他们学验俱丰，或精于临床，或文献功底深厚，均熟谙该古籍所涉学术领域的整体状况，又对其书内容精要揣摩日久，多有心得。本丛书的"点评"，并非单一的内容提要、词语注释、串讲阐发，而是抓住书中的主旨精论、蕴含深义、疑惑谬误之处，予以点拨评议，或考证比勘，溯源寻流。由于点评学者各有专擅，因此点评的形式风格也或有不同。但其共同之点是有益于读者掌握、鉴识所论医籍或名家的学术精华，领会临床运用关键点，解疑破惑，举一反三，启迪后人，不断创新。

我们对中医药古籍点评工作还在不断探索之中，本丛书可能会有诸多不足之处，亟盼中医各科专家及广大读者给予批评指正。

中国医药科技出版社
2017年8月

余序

作为毕生研读整理、编纂古今中医临床文献的一员，前不久，我有幸看到张同君编审和仝国诸多相关教授专家们合作编撰《中医古籍名家点评丛书》的部分样稿。感到他们在总体设计、精选医籍、订正校注，特别是名家点评等方面卓有建树，并能将这些名著和近现代相关研究成果予以提示说明，使古籍的整理探索深研，呈现了崭新的面貌。我认为这部丛书不但能让读者系统、全面地传承优秀文化，而且有利于加强对丛书所选名著学验主旨的认识。

在我国优秀、靓丽的文化中，岐黄医学的软实力十分强劲。特别是名著中的学术经验，是体现"医道"最关键的文字表述。

《礼记·中庸》说："道也者，不可须臾离也。"清代徽州名儒程瑶田说："文存则道存，道存则教存。"这部丛书在很大程度上，使医道和医教获得较为集中的"文存"。丛书的多位编集者在精选名著的基础上，着重"点评"，让读者认识到中医药学是我国优秀传统文化中的瑰宝，有利于读者在系统、全面的传承中，予以创新、发展。

清代名医程芝田在《医约》中曾说："百艺之中，惟医最难。"特别是在一万多种古籍中选取精品，有一定难度。但清代造诣精深的名医尤在泾在《医学读书记》中告诫读者说："盖未有不师古而有济于今者，亦未有言之无文而能行之远者。"这套丛书的"师古济今"十分昭著。中国医药科技出版社重视此编的刊行，使读者如获宝璐，今将上述感言以为序。

中国中医科学院
余瀛鳌
2017年8月

目录 | Contents

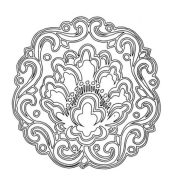

　　《肘后备急方》（以下简称《肘后方》）是中医方剂史上最重要的著作之一，对中医药学的发展贡献巨大，影响深远。在一定意义上说，《肘后方》在中医史上的价值可以与《伤寒论》平行，《伤寒论》是经方一路的创史之作和代表作，《肘后方》则是简验方一路的开山之作和代表作。在宋以前的近千年间，以《肘后方》《小品方》为代表的简验方一路著作影响远大于《伤寒论》。《备急千金要方》《外台秘要》等多种综合性方书都收载了不少《肘后方》中的方剂，而《小品方》《医心方》《串雅》等方书更是侧重承袭了《肘后方》的"简、廉、验"的治疗思想。宋以后，尊经之风渐强，简验方一路才退居经方之后。但《肘后方》的影响依然是巨大的。著名中医文献学家余瀛鳌先生介绍中医临床文献学时将其评价为"我国早期实用性很强的方书名著"。

一、作者生平与传本演变

　　《肘后备急方》，作者葛洪，字稚川，自号抱朴子，丹阳郡句容（今江苏句容县）人。生于284年，卒年有363年或343年等不同说法。葛洪出生于吴国世家。其祖葛系曾经在三国孙吴担任大鸿胪，叔祖父是三国时世称葛仙翁的方士葛玄。其父葛悌，入晋后曾为邵陵太守。西晋太安二年（303），葛洪因参与平息扬州石冰领导的农民起义有功，被任命为伏波将军，又赐关内侯。师从葛玄弟子郑隐、南海太守鲍靓（鲍玄）学习炼丹术，老年后隐居罗浮山炼丹。葛洪内擅丹道，外习医术，研精道儒，学贯百家，思想渊深，著作弘富，为东晋道教理论家、著名炼丹家、医药学家。《晋书》有专传。著有《神仙传》《抱朴子》《西京杂记》等。

医学方面，葛洪曾撰巨著《金匮药方》（亦称《玉函经》）100卷，然而其书体制过大，"非有力不能尽写"，因而久已失传。故葛氏"采其要约，以为《肘后救卒》三卷"。"若能信之，庶免横祸焉。"这就是《肘后备急方》的成因。两唐志都记其书名为《肘后救卒》（4卷），可能是其初名。其他文献还记载有又名《肘后急要方》《葛仙翁肘后备急方》，简称为《肘后方》。在今传本《肘后备急方》中，多处提及某些成方在"大方"中，应该就是指《金匮药方》中的处方。

至梁代，陶弘景见其书"阙漏未尽"，因而加以"补阙"。该书原有86篇，陶弘景将原书调整为79篇，复添22篇，总计101篇，仍分3卷，重新命名为《肘后百一方》《补肘后救卒备急方》。陶弘景说："更采集补阙，凡一百一首，以朱书甄别，为《肘后百一方》，于杂病单治，略为周遍矣。"可见陶弘景当时补阙此书时甚为用心。可惜后世相传时未保留"朱书甄别"之旧制，故葛、陶二人写进之内容，已经难以区分了（但书中正文部分有引用陶氏或其他晚于葛氏的书籍之例，则明显是后补之文）。陶弘景补阙本是后世各种传本的祖本。不过其后该书通用名仍是"肘后备急方"，只是实际所指已是陶氏增补后的《肘后百一方》。

唐代，人们对该书又做了一些增补。这次增补史上没有明确记载，但现传本《肘后方》中，有一些显然是陶弘景之后的文献资料。①有唐人避讳：如改"民"为"人"，改"治"为"疗""理""主"。②有唐代年号：第十三篇中出现了唐高宗年号"永徽"（《肘后方》原书中不应有唐年号，已故医史学家范行准先生曾提出此年号有误，认为当为"元徽"。元徽是南朝刘宋苍梧王刘昱的年号。但此"永徽"应当正是唐人增补的痕迹）。③有梁代以后人物：如五十二篇述及"陈朝张贵妃"，当即南朝陈末代皇帝陈后主（陈叔宝）之宠妃张丽华，又席辩刺史、黄花公若于则（当作"若干则"）都是唐代人。④有与梁以后方书比校的附记：其中最常见者为姚云、姚方、姚氏——此"姚"当指北周（557—581）姚僧垣并其所著《集验方》。此外，现传《肘后备急方》中掺进了不少多味药的方子，有几个方子用到了十多味药，这与葛氏的"采其要约"和陶氏"杂病单治"的立意不相一致，因而很可能就是唐人掺进的。根据这些事实可以认定，该书在唐代曾有较多增补。但这次增补是官方整理医书中的一部分，还是民间个人的读书插记，目前还没有证据作明确判断（本段内容主要参考了北京中医药大学萧红艳博士论文《〈肘后方〉版本定型化研究》）。

金代杨用道曾任儒林郎汴京国子监博士，凭借其资料条件，找到了辽国乾统间所刊《肘后方》善本，做了又一次增修（刊印时当也有校勘）。他从唐慎微《证类本草》中取部分单验方加在各篇之后列为"附方"，因而卷数扩为8卷，并改书名为《附广肘后方》，于金皇统四年（1144）刊刻成书。除增补附方外，杨用道还写有一篇《〈附广肘后方〉序》，并在第四十篇最末一条留有一则按语。杨本是元、明后的各种刊本的祖本，但后世刊本一般都不用杨用道的改名，各种传本标名依然是习惯的旧称《肘后备急方》。当然究其实，都是陶弘景整理之后、复经杨用道附广的《肘后百一方》。

尽管《肘后方》存世的主要版本都看似文面完整清楚，但由于历史上文献保藏中存在着各种复杂的情况，《肘后方》一书在历史上某一阶段（估计是唐以后、杨用道整理前）应该曾经残破蚀损漫漶较为严重，所以虽然后世刊刻后使该书看似较为完整，实际上书中内容缺失甚为严重，就大体情况看，全书现存不足70篇，文字错误也非常普遍。既往的现代整理本在校勘方面做得都不够理想，注释也不到位，因此，很有必要对该书做全面的校勘整理和注释。

二、主要内容与学术成就

《肘后方》内容丰富，所存部分条理分明。现存本《肘后方》卷一载诸急症的卒救；卷二载伤寒、时气、温病、疫疠方等；卷三、四载内科杂病方；卷五载外科诸方；卷六载五官科诸方；卷七载虫兽咬伤、射工、沙虱毒、蛊毒等病方；卷八载百病备急丸散膏及治牛马六畜水谷疫疠诸方。全书内容包括内外妇儿等各科常见病、多发病，特别着重于各科急症的诊治。体例大体上先简述病原，后详述病症、诊断治则、处方用法。该书内容既有相对系统的医药理论，又有丰富的临床经验，在中医药文献中，颇具特色，因而被公认为我国第一部急救学书籍、我国第一部急诊手册。

该书首次记载的病种很多。如：天行发斑疮及痄疮、尸注、鬼注、脚气病、射工、中溪、疥虫等，都给出了传之久远的预防和治疗方法。

《肘后方》以简明扼要、简便验廉为编辑宗旨，收录了葛洪从民间搜集的大量验方单方。这些验方单方大多有很好的疗效，至今仍不失其临床价值。除用药方外，书中还载有大量不用药物的急救技术。如：口对口人工呼吸、多种止血术、洗胃术（首创）、灌肠术、肠吻合术（首创）、放腹水的腹腔穿刺术（首创）、导尿术（首创）、清疮术、引流术、骨折的外固定术（首创，今称小夹板固定术）、关节脱位整复术（首创）、救溺倒水法（首创）等，其广泛应用明显提高了急救疗效。有不少学者认为，葛洪《肘后备急方》首开小方急救和针灸治疗急症的先河。

而且，该书并不止步于"救急""单验"，全书多处提及，有些病证相关的方子载于"大方"；有些病证须在救急后再"大治"，如第十篇"凡心腹痛，若非中恶、霍乱，则是皆宿结冷热所为，今此方可采以救急。瘥后，要作诸大治，以消其根源也"；有些病证则不能用单验方治疗，只能用大方，如第三十六篇"若发疽于十指端，及色赤黑，甚难疗，宜按大方，非单方所及"。反映了作者科学、严谨的态度。

《肘后方》记载之内容的科学性不少已经得到证实。《肘后方》卷三治寒热诸疟方第十六中记载："青蒿一握，以水二升渍，绞取汁，尽服之。"现代青蒿抗疟研究，开始时按照中药制剂常规煎用，屡试屡败；后来发现《肘后备急方》中葛氏载明"绞取汁尽服之"，也就是宜生用不宜煎煮。经专家分析可能是高温破坏了抗疟之药性，于是改进提取方法，终使青蒿素研制成功，由此发明了一种高效低毒的抗疟新药。2011 年 8 月，中国中医科学院青蒿与青蒿素研究开发中心主任屠呦呦研究员因发现青蒿素获得拉斯克医学奖临床医学研究奖；2015 年 10 月，屠呦呦研究员又获得诺贝尔生理学或医学奖。她在一次发言中指出："中药青蒿治疗疟疾最早见于公元 340 年间的东晋《肘后备急方》……青蒿素的发明就是得益于传统中医药学。"青蒿素是当前我国唯一被国际承认的创新药物，青蒿素及其衍生物已为世界疟区广为应用，挽救了很多生命，产生了巨大的社会效益和经济效益。其他如艾叶、雄黄消毒，以及大黄泻下、密陀僧防腐、赤石脂收敛等，都为后世所沿用。

此外，陶弘景补订时，加入了《补阙肘后百一方·序》，其中概述了《本草经集注·序录》中的用药要点，是当时人们用药的重要经验。序末所记之病分"三条"，与《金匮要略方》首论之病因三分说一脉相承，而直接提出了内病、外病、为物所苦病（又称"他物横来伤害""他犯"），开启了后世三因学说的先河。

三、版本流传

《肘后方》问世以后影响很大，流传甚广。陶弘景谓其"播于海内，因而济者，其效实多"。从现存目录学文献记载来看，在南北朝末至隋唐时期，本书曾经有过二卷本、三卷本、四卷本、六卷本、九卷本、十卷本、十六卷本等不同传本，但今均已不存。后世传本都是在杨用道八卷本基础上衍生出来的。现参考所见资料及实见版本述其梗概如下：

杨用道附广本。该本是传世《肘后备急方》一书的定型本。但该本初刻本亦已失传。至元代，连帅乌侯再刻《肘后方》，请段成己作序。其序表明，该本初次刊刻时间为元代前至元十三年（1276）。序中并说明了版本来源："连帅乌侯，夙多疹疾，宦学之余，留心于医药，前按察河南北道，得此方于平乡郭氏，郭之妇翁得诸汴之掖庭，变乱之际，与身存亡，未尝轻以示人，迨今而出焉。"故可知，其本系连帅乌侯得之于北方的平乡郭氏，而郭之妇翁（岳父）得之于汴京（开封）后宫。由此可知，该底本当为金宫廷所藏之杨用道刊本。

段序本之后的主要刊本有：

道藏本。明正统十年（1445）刊成的《道藏》收入了段序本，是为道藏本。但笔者目前看到的道藏本都有缺页等缺陷。

明嘉靖三十年（1551）吕颙本。该本底本为明正统道藏本，现存上海图书馆。该本已不全，原分装为4册，现存3册，即存6卷。

明万历二年（1574）"李栻－刘自化本"。该本亦以道藏本为底本。书前有李栻序，书末记有一行小字："岳州府知府刘自化奉檄校刊"。不少人以为存在李本和刘本两个刊本，但二者实为一本。萧红艳博士论文中考证认为，李、刘是上下级关系，是李指令刘作了校勘。因此，并不存在两个版本。该本现存仅数部。有日本国立公文书馆内阁文库本，日本东洋出版社1992年曾影印出版。另两本藏中国中医科学院和国家图书馆。人民卫生出版社1956年曾影印李栻－刘自化本（删去版口），但所用底本不详。日本影印本和中国人民卫生出版社影印本底本虽为同一刊本，却有若干处细微差异，原因不详。

明万历三年（1575）陈霁岩本。该本是陈氏督学荆楚时命其子携李栻本回乡刊刻而成。后明末清初时，有胡孟晋氏，又用陈霁岩本翻刻成一本。

　　清乾隆五十九年（1794）六醴斋医书本。清乾隆年间，清代医家程永培编成《六醴斋医书十种》，其中含有《肘后方》一书。该本据考系以陈霁岩本为底本翻刻而成，现存中国中医科学院。

　　清乾隆年间《四库全书》本。《四库全书》编修于 18 世纪后半叶。据纪昀等《提要》，《肘后方》入收《四库全书》是在乾隆四十六年（1781）。该本据考以嘉靖吕颙本为底本。现传本主要为文渊阁四库本。

　　此外清代、民国间还有若干种刻本，多以六醴斋本为底本。

　　日本也曾经数次翻刻《肘后方》一书。

　　主要情况梳理如下：

晋	葛洪撰巨著《金匮药方》（亦称《玉函经》）一百卷		
	建武元年，葛氏"采其要约，以为《肘后救卒》二卷"（按《晋书》载为四卷）		317 年
梁	永元二年，陶弘景见其书"阙漏未尽"，因而加以"补阙"。原有 86 篇，调整为79 篇，复添 22 篇，总计 101 篇，仍分 3 卷，名《补阙肘后百一方》。（《隋志》6卷或 9 卷；引《七录》2 卷；《小品方》残卷目录与《晋书·葛洪传》4 卷）		500 年
唐	《新唐书·艺文志》载《补肘后救卒备急方》6 卷。应系唐人再校补。此期文献有多种卷数记载。《外台秘要》引用有 3 卷本、16 卷本		
宋	《证类本草》引用《肘后方》，《医心方》引用《葛氏方》1142 条		
辽	乾统刊本（见杨序）		1101—1110 年
金	皇统四年，杨用道《附广肘后备急方》8 卷		1144 年
元	平乡郭氏岳丈自宫廷得此本，传予郭氏，再传乌侯。至元丙子，乌侯本刊		1276 年
明			朝鲜《医方类聚》本	1445 年
		正统十年，道藏本	
	嘉靖三十年，襄阳知府吕颙刊本		1551 年
		万历二年李梴 - 刘自化刊本	1574 年
		万历三年陈霁岩刊本	1575 年
清		四库本	1741
		乾隆五十九年六醴斋本	1794 年
		光绪十七年，广州藏修堂、广州儒雅堂等刻本	1891 年

四、学习要点

1. 带着文献观去读

本书历史演化情况复杂，历经多次补辑、破损、修复而流传，因而现传本虽然看似清楚完整，但实际上现在最早刊本（道藏本）刊刻的前身必定是有不少缺损的，历代刊刻者虽然做了一定的校正，但工作并不到位，因而研读本书，须带着校勘的眼光来读，以校助读。清代叶德辉《藏书十约》云："书不校勘，不如不读。"本书尤其如此。还要注意，本书现在的内容中包含着葛洪原文、陶弘景增补以及后世不知名人士的校改，虽然这些文字现在混杂在一起，未能以字体字号予以区分，但其中一些条文还是能看出是后人的批注，阅读时应仔细揣摩语感，尽量将原文和后注分清。

2. 带着实用目标去读

本书是应急性方书，编写的用意就是要解决日常可能遇到的各种突发性疾病，特别是在缺医少药的环境中，如何就近取材，治愈或缓解病情。书中的很多记载至今仍有实用性，因此对其中有用的方剂和方法，应尽量学会并记住，一旦需要，可以派上用场。但也要注意，有些方法只是能起到应急缓解的作用，在缓解之后，还应到正规医院做进一步诊疗。

3. 带着历史文化观去读

中医知识根植于中国文化，相当部分来自于民间经验。在历史进程中，主流中医逐渐强化了理论色彩，但民间经验仍然占有一定的分量，在历代方书中都有一定记载。而本书则是其中的开山之作。书中有很多有用的经验，但也有不少在现今已属应予淘汰的内容。例如一些污秽物入药，未必全然无用，但为现代卫生观念所不能接受；又有一些禁咒类治法，不免含有封建迷信内容，也不宜采信和使用；还有一些治法，所用药物属现代需要保护的珍稀动植物，自然不可使用。另外，作为一部古代应急性方书，被其记载的方法或许有些源自偶然性经验，因而使用有可能不能收效或效果不理想，这需要辩证对待。

沈澍农

2020 年 4 月

整理说明

1. 底本与校本选择

本书现存最早的古本为道藏本，其次为"李杸－刘自化本"。鉴于前者现存本存在错页等缺陷，故选取时代较早、品质又最好的"李杸－刘自化本"为本次校注的底本。实际操作中使用的是日本オリエント影印出版的东洋医学善本丛书本。

李杸－刘自化之前的道藏本以及之后的四库本、六醴斋本都与底本有一些小的差异。为了更好地整理本书，我们用三本作了全部通校，即三本都选作主校本。

本书被历代方书引用较多。为了提高整理品质，本次整理中较多地使用了他校。主要使用了《外台秘要》，其次有《医心方》《备急千金要方》《普济方》等。全书校勘参考了日本学者蓝川慎①《读肘后方》一书。

2. 文字与标点

本次整理为简化字本，因而在不发生歧义的情况下，一般亦将异体字按现代规范改为正体；通假字、古字改为今字。

---

① 蓝川慎（？—1842）：日本江户医家。1805年成为藩医。长于古医籍文献考证。著作有《胡氏医案》《太素经考异》《外台秘要方蓝川标记》《读甲乙经丙卷要略》《针灸甲乙经孔穴主治》等。《读肘后方》一书是作者据《外台秘要》《证类本草》《备急千金要方》等书对《肘后备急方》作文字校勘和辑佚的专书。

3. 校勘与注释

明显的讹误字径改为正字不出注，情况复杂的用校语说明；

对校本正确、底本错误的情况，据校本提出校改意见；

对校本和底本互异、难定是非优劣者，作两存校或提出倾向性看法；

怀疑底本有误，但无版本依据者，据理提出揣测性见解。

对全书中的疑难字词作注解。冷僻字用汉语拼音加同声调汉字注音；疑难字词简明注释其含义，一般不用书证。疑难字词同篇重复出现时，前注后不注，以免繁冗。

校注混合编排，置于各页之下。

4. 其他说明

尊重古书原貌，原书禁咒等涉及迷信的内容，未予删减；原书中的方位词"右""左"因改为横行文而改为"上""下"。

5. 点评

对原书主要贡献加以点评；对一些需要提示或讨论的事项亦作点评。

《肘后备急方》还有不少佚文可见于《外台秘要》《备急千金要方》《医心方》《证类本草》等书中，本次只就现存本做了校注，未做辑佚工作。

刻葛仙翁《肘后备急方》序 |

　　尝观范文正①曰：不为良相，则愿为良医。而陆宣公②之在忠州，亦惟手校方书。每叹其济人之心，先后一揆③，古人之志，何如其深且远也！予少不习医，而济人一念，则耿耿于中。每见海内方书，则购而藏之；方之效者，则珍而录之，以为庶可济人之急。然以不及见古人奇方为恨，尤愧不能为良医。虽藏之多，而无所决择④也。今年之夏，偶以巡行至均⑤，游武当⑥，因阅《道藏》⑦，得《肘后备急方》八卷，乃葛稚川所辑，而陶隐居⑧增补之者，其方多今之所未见。观二君之所自为序，积以年岁，仅成此编，一方一论，皆已试而后录

---

　　① 范文正：范仲淹。北宋著名政治家、思想家、军事家和文学家。卒谥"文正"。

　　② 陆宣公：唐代名相陆贽。晚年被贬充忠州（今重庆忠县）别驾（州主管官的佐史），永贞元年（805）卒于任所，谥号宣。因当地气候恶劣，疾疫流行，遂编录《陆氏集验方》50卷，供人们治病使用。

　　③ 揆：道理。

　　④ 决择：同"抉择"。选择。

　　⑤ 均：古均州。治在今湖北省丹江口市境内。

　　⑥ 武当：明洪武二年武当并入均州。

　　⑦ 《道藏》：道家文献总集。现传本为明代永乐年间编修。

　　⑧ 陶隐居：陶弘景（456—536），字通明，号华阳隐居，丹阳秣陵（今属江苏南京）人。南朝齐、梁时期的道教思想家、医药家、炼丹家、文学家，卒谥贞白先生。著有《真诰》《陶氏效验方》《补阙肘后百一方》《本草经集注》《药总诀》等。

之，尤简易可以应卒①。其用心亦勤，其选之亦精矣。矧②二君皆有道之士，非世良医可比，得其方书而用之中病，固不必为医可以知药，不必择方可以知医。其曰：苟能起信，可免夭横。信其不我欺也！因刻而布之，以快予济人之心云。

万历二年甲戌③秋仲巡按湖广监察御史剑江李栻④书

---

① 卒："猝"的古字。谓仓猝，此指突发疾病。
② 矧：何况。
③ 万历二年甲戌：1574 年。万历为明神宗年号。
④ 李栻：字孟敬，江西丰城（旧称"剑江"）人。嘉靖乙丑（1565）进士。

葛仙翁《肘后备急方》序 | ◉

　　医有方古也。古以来著方书者，无虑①数十百家，其方殆未可以数计，篇帙浩瀚，苟无良医师，安所适从？况穷乡远地，有病无医，有方无药，其不罹②夭折者几希。丹阳葛稚川，夷考③古今医家之说，验其方简要易得，针灸分寸易晓，必可以救人于死者，为《肘后备急方》。使有病者得之，虽无韩伯休④，家自有药；虽无封君达⑤，人可为医。其以备急固宜。华阳陶弘景曰：葛之此制，利世实多，但行之既久，不无谬误。乃著《百一方》，疏⑥于《备急》之后，讹者正之，缺者补之，附以炮制、服食诸法，纤悉备具；仍⑦区别内外他犯为三条，可不费讨寻，开卷见病，其以备急益宜。葛、陶二君，世共知为有道之士，于学无所不贯，于术无所不通，然犹积年仅成此编，盖一方一论，已试而后录之，非徒采其简易而已。人能家置一帙⑧，遇病

---

① 无虑：大约。

② 罹（lí 离）：遭受。

③ 夷考：考察。

④ 韩伯休：韩康，东汉京兆郡灞陵（今西安市灞桥区）人，字伯休，一名恬休。长年隐居，采药到长安集市上出售。

⑤ 封君达：传说中的神医。常骑青牛行，人号青牛道士。

⑥ 疏：分条记述。

⑦ 仍：再。

⑧ 帙：书的封套。借指"本"。

得方，方必已病。如历卞和①之肆②，举皆美玉；入伯乐③之厩④，无非骏足。可以易而忽之邪⑤？

葛自序云：人能起信，可免夭横，意可见矣。自天地大变，此方湮没几绝，间一存者，秘以自宝，是岂制方本意？连帅⑥乌侯，夙多疹疾⑦，宦学之余，留心于医药。前按察⑧河南北道，得此方于平乡郭氏，郭之妇翁⑨得诸汴之掖庭⑩，变乱之际，与身存亡，未尝轻以示人，迨今而出焉，天也。侯命工刻之，以趣⑪其成，唯恐病者见方之晚也。虽然，方之显晦，而人之生死休戚⑫系焉；出自有时⑬，而隐痛恻怛⑭如是。其急者，不忍人之心⑮也。有不忍人之心，斯有不忍人之政矣，则侯之仁斯民也，岂直一方书而已乎？方之出，乃吾仁心之发见者也。因以序见命，特书其始末，以告夫未知者。

至元丙子⑯季秋稷亭段成己⑰题

---

① 卞和：春秋时荆楚之人，著名的和氏璧的发现者。

② 肆：店铺。

③ 伯乐：相传为秦穆公时人，姓孙名阳，善相马。

④ 厩(jiù 就)：马圈。

⑤ 可以易而忽之邪：可以因为其方简易而轻视它吗？邪，用同"耶"。

⑥ 连帅：泛称地方高级长官。唐代多指观察使、按察使。

⑦ 疹(chèn 衬)疾：疾病。疹，同"疢"。疹、疾同义复用。

⑧ 按察：巡察；考查。

⑨ 妇翁：谓妻父。即岳父。

⑩ 汴之掖庭：谓汴京的后宫。汴，古地名，即今开封。北周始名"汴州"，金攻陷开封后又改称汴京。掖庭，宫中旁舍，嫔妃居所。

⑪ 趣(cù 促)：同"促"，推进，催促。

⑫ 休戚：喜乐与忧虑。犹言祸与福。

⑬ 出自有时：此四字疑应接"方之显晦"之下。

⑭ 恻怛(dá 达)：哀伤。

⑮ 不忍人之心：谓有怜悯心、恻隐心之人。并后句"不忍人之政"，同出《孟子·公孙丑》。

⑯ 至元丙子：1276年。至元，元世祖和元顺帝均用至元年号，此指前者。

⑰ 段成己(1199—1282)：金代名士。金正大元年(1224)进士，人称菊轩先生。泰定(1324—1327)间，其侄孙段辅收拾段成己并其兄段克己诗文编为《二妙集》8 卷传世。

葛仙翁《肘后备急方》序

亦名《肘后卒救方》；隐居又名《百一方》

抱朴子丹阳葛稚川曰：余既穷览坟索①，以著述余暇，兼综术数，省②仲景、元化、刘、戴《秘要》《金匮》《绿秩》《黄素》方，近将千卷。患其混杂烦重，有求难得，故周流华夏九州之中，收拾奇异，捃拾③遗逸，选而集之，使种类殊分，缓急易简④，凡为百卷，名曰《玉函》⑤，然非有力不能尽写。又见周、甘、唐、阮诸家，各作备急，既不能穷诸病状，兼多珍贵之药，岂贫家野居所能立办？又使人用针，自非⑥究习医方，素识明堂流注⑦者，则身中荣卫⑧尚不知其所在，安能用针以治之哉？是使凫雁挚击⑨，牛羊搏噬⑩，无以异也，虽有其方，犹不免残害之疾。余今采其要约，以为《肘后救卒》三卷，

---

① 坟索：三坟五典、八索九丘的省称。指古代典籍。

② 省：看；阅读。

③ 捃（jùn 俊）拾：收集。

④ 缓急易简：谓遇急事时容易寻求。简，寻捡，选用。

⑤ 玉函：指葛洪撰集的《金匮药方》，又名《玉函》。久佚。

⑥ 自非：倘若不是。

⑦ 明堂流注：指经络气血运行与腧穴分布。明堂，指人体经络、穴位的循行分布；流注，经络中气血按时循行规律的学说。

⑧ 荣卫：即血气。

⑨ 凫雁挚击：野鸭和天鹅搏击。比喻不可能发生的事。下句同此。

⑩ 搏噬：搏击吞噬。

率多易得之药；其不获已须买之者，亦皆贱价草石，所在皆有。兼之以灸，灸但言其分寸，不名孔穴。凡人览之，可了其所用，或不出乎垣篱①之内，顾眄②可具。苟能信之，庶免横祸焉。世俗苦于贵远贱近，是古非今，恐见此方，无黄帝、仓公、和、鹊、踰跗之目③，不能采用，安可强乎？

---

① 垣篱：院墙和篱笆。此指院落。
② 顾眄(miǎn 免)：回视和斜视。此指看。
③ 目：名称。

华阳隐居《补阙肘后百一方》序 | 🌑

太岁庚辰①隐居曰：余宅身幽岭，迄将十载。虽每植德施功，多止一时之设，可以传方远裔②者，莫过于撰述。见葛氏《肘后救卒》③，殊足申一隅之思④。

夫生人所为大患，莫急于疾，疾而不治，犹救火而不以水也。今辇掖⑤左右，药师易寻；郊郭⑥之外，已似难值。况穷村迥野⑦，遥山绝浦⑧，其间枉夭，安可胜言？

方术之书，卷轴徒烦，拯济殊寡，欲就披览，迷惑多端，抱朴此制，实为深益。然尚阙漏未尽，辄更采集补阙，凡一百一首，以朱书⑨甄别，为《肘后百一方》，于杂病单治，略为周遍矣。昔应璩⑩为《百一诗》，以箴规心行。今余撰此，盖欲卫辅我躬⑪。且《佛经》云：

----

① 太岁庚辰：公元500年。太岁，即木星，约十二岁而一周天，古人以之纪年。

② 远裔：后世子孙。

③ 《肘后救卒》：《肘后备急方》的别称。卒，同"猝"，急事，此指突发疾病。

④ 一隅之思：指一个方面的想法。

⑤ 辇掖：指皇宫。"辇"指帝王后妃所乘的车，"掖"指宫殿侧门。

⑥ 郊郭：城郊。

⑦ 迥野：旷远的原野。

⑧ 遥山绝浦：指遥远的山水。浦，水流。

⑨ 朱书：以朱砂书写。即写成朱色。

⑩ 应璩（190—252）：三国时曹魏文学家，字休琏，汝南（今河南汝南东南）人。博学好作文，曾因大将军曹爽擅权，作《百一诗》以讽劝。

⑪ 卫辅我躬：谓维护自我的身体。躬，身体。

人用四大①成身，一大辄有一百一病，是故深宜自想，上自通人②，下达众庶，莫不各加缮写，而究括之。余又别撰《效验方》③五卷，具论诸病证候，因药变通，而并是大治④，非穷居所资，若华轩⑤鼎室⑥，亦宜修省耳。葛序云，可以施于贫家野居，然亦不止如是。今搢绅⑦君子，若常处闲佚，乃可披检方书。或从禄外邑⑧，将命遐征⑨；或宿直禁闱⑩，晨宵隔绝；或急速戎阵，城栅严阻，忽遇疾仓卒，唯拱手相看。曷若探之囊笥⑪，则可庸竖⑫成医。故备论证候，使晓然不滞，一披条领，无使过差⑬也。

寻葛氏旧方，至今已二百许年，播于海内，因而济者，其效实多。余今重以该要，庶亦传之千祀，岂止于空⑭卫我躬乎！旧方都有八十六首，检其四蛇两犬，不假殊题⑮；喉舌之间，亦非异处；入冢御气，不足专名；杂治一条，犹是诸病部类，强致殊分，复成失例。今乃配合为七十九首，于本文究具，都无忖减；复添二十二首：或因葛一事，增构成篇；或补葛所遗，准文更撰，具如后录。详悉自究，

---

① 四大：佛教以地、水、火、风为四大元素，认为四者分别包含坚、湿、暖、动四种性能，人身即由此构成，因亦用作人身的代称。

② 通人：学识渊博的通达之人。

③ 《效验方》：即陶弘景之《陶氏效验方》。

④ 大治：指大方剂。

⑤ 华轩：饰有文彩的曲栏，借指华美的殿堂。

⑥ 鼎室：指显赫高贵的家族。

⑦ 搢绅：插笏于绅（古代士大夫束腰的大带子），后为官宦或儒者的代称。亦作"缙绅"。

⑧ 从禄外邑：谓在地方（远离京城之处）做官。

⑨ 遐征：远道出征。

⑩ 禁闱：宫廷门户，指宫内或朝廷。

⑪ 囊笥：（装书的）袋子与箱笼。

⑫ 庸竖：鄙陋之人，普通人。

⑬ 过差：过失；差错。

⑭ 空：徒，只。

⑮ 四蛇……殊题：指《肘后方》第七卷中有四篇治蛇病，两篇治犬病，陶氏认为不必细分。今传其所订本蛇病为三篇，犬病为一篇。

先次比①诸病，又不从类，遂具劳复②在伤寒前，霍乱置耳目后，阴易之事，乃出杂治中，兼题与篇名不尽相符，卒急之时，难于寻检。今亦改其铨次③，庶历然④易晓。其解散、脚弱、虚劳、渴痢、发背、呕血，多是贵胜⑤之疾；其伤寒中风，诊候最难分别；皆应取之于脉，岂凡庸能究？今所载诸方，皆灼然⑥可用，但依法施治，无使违逆。其痈疽金疮，形变甚众，自非具方，未易根尽。其妇女之病、小儿之病，并难治之，方法不少，亦载其纲要⑦云。

凡此诸方，皆是撮其枢要，或名医垂记，或累世传良，或博闻有验，或自用得力，故复各题秘要之说，以避文繁。又用药有旧法，亦不复假事事诠诏，今通立定格，共为成准：

凡服药不言先食者，皆在食前；应食后者，自各言之。凡服汤云三服再服者，要视病源准候，或疏或数，足令势力相及。毒利药，皆须空腹，补泻其间，自可进粥。凡散日三者，当取旦、中、暮进之。四五服，则一日之中，量时而分均也。

凡下丸散，不云酒水饮者，本方如此；而别说用酒水饮，则是可通用三物服也⑧。

凡云分等⑨，即皆是丸散，随病轻重，所须多少，无定铢两，三种五种，皆分均之分两。凡云丸散之若干分两者，是品诸药宜多宜少之分两，非必止于若干分两，假令日服三方寸匕，须瘥止⑩，是三五

---

① 次比：排列编次。

② 劳复：原作"复劳"，据文义乙转。

③ 铨次：编排次序。

④ 历然：清晰貌。

⑤ 贵胜：尊贵而有权势者。

⑥ 灼然：明显貌。

⑦ 纲要：大纲要领。

⑧ 凡下……服也：疑有误倒，当作"凡下丸散，别说用酒水饮，本方如此；而不云酒水饮者，则是可通用三物服也。"别，分别。

⑨ 分等：谓诸药分量相同。

⑩ 须瘥止：瘥，原作"差"，同"瘥"，病愈。以下此义径作"瘥"。要至病愈即停服。

两药耳。

凡云末之，是捣筛如法。哎咀①者，皆细切之。凡云汤煮，取三升，分三服，皆绞去滓，而后酌量也。

字，方中用鸟兽屎作"矢"字，尿作"溺"字，牡鼠亦作"雄"字，乾作"干"字。

凡云钱匕者，以大钱上全抄之；若云半钱，则是一钱抄取一边尔，并用五铢钱也；方寸匕，即用方一寸抄之可也；刀圭②，准如两大豆。

炮、熬、炙、洗治诸药：凡用半夏，皆汤洗③五六度，去滑；附子、乌头，炮，去皮，有生用者，随方言之；矾石熬令汁尽；椒皆出汗；麦门冬皆去心；丸散用胶皆炙；巴豆皆去心、皮熬，有生用者，随而言之；杏人④去尖皮熬，生用者随方⑤言之；葶苈皆熬；皂荚去皮、子；藜芦、枳壳、甘草皆炙；大枣、支子⑥擘破；巴豆、桃杏人之类，皆别研捣如膏，乃和之；诸角皆屑之；麻黄皆去节。凡汤中用芒硝、阿胶、饴糖，皆绞去滓⑦，纳⑧汤中，更微煮令消，红雪、朴硝等皆状此而入药也。用麻黄即去节，先煮三五沸，掠去沫后，乃入余药。凡如上诸法，皆已具载在余所撰《本草》上卷中⑨。今之人有此《肘后百一方》者，未必得见《本草》，是以复疏⑩方中所用者载之。此

---

① 哎咀：出土简帛医书作"父且"，同"斧俎"，即指以刀斧类器物劈剁捣碎药材（以干植物药为主）。陶弘景倡议改为以刀细切。

② 刀圭：中药的量器名。陶弘景《本草经集注·序录》："凡散药有云刀圭者，十分方寸匕之一，准如梧桐子大也……一撮者，四刀圭也。"

③ 汤洗：犹言"烫洗"。汤，"烫"的古字。

④ 人：果仁。古多作"人"，唐代始改用"仁"，明代以后多作"仁"。本书并见，当是后人改易所致。

⑤ 随方：原无此二字，据前文例补。

⑥ 支子：即"栀子"。

⑦ 滓：此指汤药中先煎之他药的药渣。

⑧ 纳：原作"内"，"纳"的古字，纳入。全书后文此义径改"纳"。

⑨ 余所撰本草上卷中：指陶弘景所著《本草经集注·序录》。

⑩ 疏：分条记述。

事若非留心药术，不可尽知，则安得使之不僻缪①也？

案病虽千种，大略只有三条而已，一则腑脏经络因邪生疾；二则四支②九窍内外交媾；三则假为他物横来伤害。此三条者，今各以类而分别之，贵图仓卒之时，披寻简易故也。今以内疾为上卷，外发为中卷，他犯为下卷。具列之云：

上卷三十五首治内病。

中卷三十五首治外发病。

下卷三十一首治为物所苦病。

---

① 僻缪：乖僻荒谬，违背正理。缪，通"谬"。

② 四支：即"四肢"。支，"肢"的古字。

鹿鸣山续古序

　　观夫古方药品分两，灸穴分寸不类者，盖古今人体大小或异，脏腑血脉亦有差焉。请以意酌量药品分两，古序已明，取所服多少配之，或一分为两，或二铢为两，以盏当升可也。

　　如中卷末紫丸方，代赭、赤石脂各一两，巴豆四十、杏人五十枚，小儿服一麻子，百日者一小豆且多矣。若两用二铢四累①，巴豆四、杏人五枚，可疗十数小儿，此其类也。灸之分寸，取其人左右中指中节可也。其使有毒狼虎性药，乃急救性命者也。或遇发毒，急掘地作小坑，以水令满，熟搅稍澄②，饮水自解，名为地浆。特加是说于品题之后尔。

---

　　①　两用二铢四累：古重量单位，十黍（小米）为一累，十累为一铢，二十四铢为一两。南北朝后变生出两种称制。药用通常取小斤小两。先前的斤两就称"大斤大两"，在部分处方用药中用量明显偏多。《医述》卷十六《方药备考·药略》："凡药有云大升大两者，以神农秤三两为一两，药升三升为一升。"由本篇提倡药量减少来看，本篇应作于唐代，提示用药者度量衡有变，用药不能用旧药量。此外，前文提出"以盏当升"，盏替换升，亦发生在唐末前后。

　　②　稍澄：渐渐澄清。稍，逐渐。

《附广肘后方》序 | ◉

　　昔伊尹著《汤液》之论①，周公设医师之属②，皆所以拯救民疾，俾得以全生而尽年也。然则古之贤臣爱其君以及其民者，盖非特生者遂之而已。人有疾病，坐视其危苦，而无以救疗之，亦其心有所不忍也。仰惟国家受天成命，统一四海，主上以仁覆天下，轻税损役，约法省刑，蠲积负③，柔远服④，专务以德养民，故人臣奉承于下，亦莫不以体国爱民为心，惟政府内外宗公，协同辅翼，以共固天，保无疆之业，其心则又甚焉于斯时也。盖民罢兵火，获见太平，边境宁而盗贼息矣，则人无死于锋镝⑤之虑；刑罚清而狴犴⑥空矣，则人无死于桎梏之忧；年谷丰而蓄积富矣，则人无死于沟壑之患。其所可虞者，独民之有疾病夭伤而已。思亦有以救之，其不在于方书矣乎？然方之行于世者多矣，大编广集，奇药群品，自⑦名医贵胄，或不能以

---

　　① 伊尹……之论：伊尹名尹，一说名挚，夏末商初人，曾为商汤辅相。相传伊尹把烹饪的经验用于煎药，并写成《汤液本草》一书，阐明了四气五味配方的理论。

　　② 周公……之属：《周礼·天官》记载，周时有医师之官，主管食医、疾医、疡医、兽医。

　　③ 蠲积负：谓免除积欠之债。

　　④ 柔远服：谓媾和远土外族。

　　⑤ 锋镝(dí 敌)：刀刃和箭镞，借指兵器。

　　⑥ 狴犴(bì'àn 毕按)：指牢狱。

　　⑦ 自：即使。

兼通而卒具，况可以施于民庶哉！于是行省①乃得乾统间②所刊《肘后方》善本，即葛洪所谓皆单行径易，约而已验，篱陌③之间，顾眄皆药，家有此方，可不用医者也。其书经陶隐居增修而益完④矣。既又得唐慎微《证类本草》，其所附方，皆洽见精取，切于救治，而卷帙尤为繁重，且方随药著，检用卒难。乃复摘录其方，分以类例，而附于《肘后》随证之下，目之曰《附广肘后方》。下监⑤俾更加雠次⑥，且为之序而刊行之。方虽简要，而该病则众；药多易求，而论效则远。将使家自能医，人无夭横，以溥⑦济斯民于仁寿⑧之域，以上广国家博施爱物之德，其为利岂小补哉！

皇统四年⑨十月戊子儒林郎汴京国子监博士杨用道谨序

---

① 行省：古代中央政府派省官出使地方称行省。亦借指该省官。

② 乾统间：1101—1110 年。乾统，辽天祚帝耶律延禧年号。

③ 篱陌：谓篱边和田头。按此引文出自葛洪《抱朴子·杂应》。

④ 完：充足。

⑤ 下监（jiàn 见）：谓交国子监（刊刻）。

⑥ 雠（chóu 绸）次：校雠和编次。雠，校对文字。

⑦ 溥（pǔ 朴）：大，广。

⑧ 仁寿：长寿。语本《论语·雍也》："知者乐，仁者寿。"

⑨ 皇统四年：1144 年。皇统，金熙宗完颜亶年号。

救卒中恶死方第一

救卒死①，或先病痛，或常居寝卧②，奄忽③而绝，皆是中死④，救之方

一方⑤：取葱黄心刺其鼻，男左女右，入七八寸。若使目中血出，佳。扁鹊法同，是后吹耳条中⑥。葛当言此云吹鼻，故别为一法。

又方：令二人以衣壅口，吹其两耳，极则易⑦，又可以筒⑧吹之；并捧其肩上，侧身远之，莫临死人上。

又方：以葱叶刺耳。耳中、鼻中血出者莫怪，无血难治，有血是候⑨。时⑩当捧两手忽⑪放之，须臾死人自当举手捞人⑫，言痛乃止。男刺左鼻，女刺右鼻中，令入七八寸余，大效。亦治自缢死，与此扁鹊方同。

---

① 卒死：即猝死，突然昏死。
② 常居寝卧：《外台秘要》卷第二十八《卒死方》作"居常倒仆"，义长。
③ 奄忽：突然，忽然。
④ 中死：突然中邪而昏死之证。四库本作"中恶"，《外台秘要》卷第二十八《卒死方》作"中恶之类"。
⑤ 一方：二字疑衍。或前有脱文。
⑥ 是后吹耳条中："吹"似当作"刺"。指以下第三方。
⑦ 极则易：疲劳即换人。极，疲劳。
⑧ 筒：《外台秘要》卷第二十八《卒死方》作"苇筒"，可从。
⑨ 候：征候。此指判断有效的依据。《外台秘要》卷第二十八《卒死方》作"活候"，义长。
⑩ 时：《外台秘要》卷第二十八《卒死方》作"其欲苏时"，可从。
⑪ 忽：六醴斋本作"勿"，义胜。
⑫ 举手捞人：指昏迷病人初醒时无意识的动作。

又方：以绵渍好酒中，须臾，置死人鼻中，手按令汁入鼻中，并持其手足，莫令惊。

又方：视其上唇里弦弦者①，有白如黍米大，以针决去之。

又方：以小便灌其面，数回即能语。此扁鹊方法。

又方：取皂荚如大豆，吹其两鼻中，嚏则气通矣。

【点评】以上急救法，都是用于各种突发性昏迷，以各种强刺激法催醒。大抵适用于实证的病情。催醒之后，还要视病情需要做进一步治疗。

又方：灸其唇下宛宛②中承浆穴，十壮③，大效矣。

【点评】晋以前针灸术本针多而灸少，然针法对医理要求高，普通人不易掌握，故葛洪在此书中多用灸法，少言针法，以求简便易行。

又方：割雄鸡颈④取血，以涂其面，干复涂，并以灰营⑤死人一周。

又方：以管吹下部⑥，令数人互⑦吹之，气通则活。

又方：破白犬以搨⑧心上。无白犬，白鸡亦佳。

又方：取雄鸭就死人口上，断其头，以热血沥⑨口中，并以竹筒

---

① 弦弦者：指弦状物，即上唇内系带。
② 宛宛：指凹陷处。
③ 壮：艾灸的量词。每灸一个艾炷（艾绒搓成的球体或圆锥体）为一壮。古代艾灸时艾炷置于皮肤上，须灼伤皮肤。"壮"似为灼、伤二字的合音。
④ 鸡颈：《证类本草·诸鸡》作"鸡冠"。
⑤ 营：同"萦"。围绕。
⑥ 下部：此指肛门。
⑦ 互：轮替。
⑧ 搨：扑贴。
⑨ 沥：流滴。

吹其下部，极则易人，气通下即活。

又方：取牛马粪尚湿者，绞取汁，灌其口中，令入喉。若口已禁①者，以物强发之；若不可强者，乃扣齿②下；若无新者，以人溺解干者，绞取汁。此扁鹊云。

又方：以绳围其死人肘腕，男左女右，毕，伸绳从背上大槌③度④以下，又从此灸横行各半绳⑤。此法三灸各三，即起。

【点评】葛洪首创这种比量取穴法，不谈医理，甚至不提穴名，只谕以简便易行的操作方式，使得不懂经络腧穴者亦能循方救治，深合此书供大众救急之旨，可谓用心良苦。

又方：令爪⑥其病人人中，取醒。不者⑦，卷其手，灸下文头⑧随年壮⑨。

【点评】掐人中催醒昏迷病人的方法在中国民间盛行，其最早记载正见于此。另，掐人中法亦是指针疗法的一种，指针疗法是指以指代针治疗疾病的一种针灸推拿疗法，包括：指甲掐穴（掐法）、指端按压穴（点法）和指端捣击穴位（捣法）等。后文《治卒心痛方第八》《治卒腹痛方第九》中也有其他指针疗法的记载。因此，本书亦是最早记载指针疗法的著作。

---

① 禁：同"噤"，牙关紧闭。
② 扣齿：指敲去牙齿。《外台秘要》卷第二十八《卒死方》作"扣折齿"。
③ 大槌：大椎穴。槌，通"椎"。
④ 度：量度，测量。
⑤ 伸绳……半绳：谓以手腕周长为尺度，从大椎下行得一点，再以此点横量两边各半绳得两点，共灸三点。
⑥ 爪：谓以指甲掐。
⑦ 不者：《外台秘要》卷第二十八《卒死方》作"不起者"。可从。起，指病愈。
⑧ 卷其……文头：此谓卷病人手如握拳状，灸其掌横纹外尽头。文，同"纹"。
⑨ 随年壮："壮"字原脱，据《外台秘要》卷第二十八《卒死方》补。指以病人岁数为艾灸数。

又方：灸鼻人中，三壮也。

又方：灸两足大指爪甲聚毛中，七壮。此华佗法。一云三七壮。

又方：灸脐中，百壮也。

扁鹊法又云：断豚尾，取血饮之，并缚豚以枕之，死人须臾活。

又云：半夏末如大豆，吹鼻中。

又方：捣女青屑重一钱匕，开口纳喉中，以水苦酒①，立活。

按：此前救卒死四方并后尸蹶②事，并是《魏大夫传》③中正一真人④所说扁鹊受长桑公子法。寻此传出世，在葛后二十许年，无容知见⑤，当是斯法久已在世，故或言楚王，或言赵王，兼立语次第亦参差故也。

又，张仲景诸要方

捣薤汁，以灌鼻中。

又方：割丹雄鸡冠血，管吹纳鼻中。

又方：以鸡冠⑥及血涂面上，灰围四边，立起。

又方：猪脂如鸡子⑦大，苦酒一升，煮沸，以灌喉中。

又方：大豆二七枚，以鸡子白并酒和，尽以吞之。

救卒死而壮热者

矾石半斤，水一斗半，煮消以渍⑧脚，令没踝。

---

① 水苦酒："苦"或当作"若"，《医心方》卷十四《治卒死方》作"水若酒"。《证类本草·鼠尾草》同方作"水或酒"，义同。指以水或醋送服药物。

② 尸蹶：突然昏厥，其状如尸之证。见《史记·扁鹊仓公列传》。蹶，通"厥"。按，本条按语似为陶弘景所记。

③ 魏大夫传：当为《魏夫人传》之讹。魏夫人名魏华存，西晋女道士，上清派所尊第一代太师。今存《太平御览》和《太平广记》两种《南岳夫人内传》（即《魏夫人传》），皆为短文，不包含本条所记内容。（参见今人王家葵《陶弘景丛考》一书）

④ 正一真人：指正一道（东汉俗称"五斗米教"）创始人张陵，道家称"张道陵"，尊为天师。

⑤ 无容知见：谓《魏大夫传》后出，葛洪不可能看到和了解。

⑥ 以鸡冠：此语与上条义重。《金匮要略》卷下《杂疗》第二十三作"鸡肝及血"，当从。

⑦ 鸡子：鸡蛋。

⑧ 渍：浸泡。

救卒死而目闭者

骑牛临面，捣薤汁，灌之耳中，吹皂荚鼻中，立效。

救卒死而张目及舌①者

灸手足两爪②后十四壮了，饮以五毒诸膏散有巴豆者。

救卒死而四支不收，矢便③者

马矢一升，水三斗，煮取二斗以洗之④。又取牛洞⑤一升，温酒灌口中。洞者，稀粪也。灸心下一寸，脐上三寸，脐下四寸，各一百壮，瘥。

若救小儿卒死而吐利，不知是何病者

马矢一丸，绞取汁以吞之。无湿者，水煮取汁。

【点评】以上《张仲景诸要方》内容，均见于《金匮要略》杂疗方篇，文字基本相同。这是张仲景医著在现存方书中的最早引用，且以下各方多见于今本《金匮要略方》，可知"张仲景诸要方"是《金匮要略方》的古名之一。但《金匮要略》中没有"洞者稀粪也"五字。此五字应为后人旁批窜入。

又有备急三物丸散及裴公膏，并在后备急药条中，救卒死尤良，亦可临时合用之。

凡卒死、中恶⑥及尸蹶皆天地及人身自然阴阳之气，忽有乖离否隔⑦，上下不通，偏竭所致。故虽涉死境，犹可治而生，缘气未都竭

---

① 张目及舌：四库本作"张目及吐舌"，《外台秘要》卷第二十八《卒死方》作"张目反折"，《金匮要略》卷下《杂疗》作"张口反折"，义长。

② 爪：此指指甲。

③ 矢便：排便，此指大小便失禁。"矢"，同"屎"。"矢便"用作动词，谓排泄。

④ 以洗之：《外台秘要》卷第二十八《卒死方》作"以洗足"，可参。

⑤ 牛洞：牛的粪便。

⑥ 中恶：受邪恶之气侵犯所致的突然昏死之证。

⑦ 乖离否(pǐ 匹)隔：背离而隔绝不通。

也。当尔之时，兼有鬼神于其间，故亦可以符术而获济①者。

附方

扁鹊云：中恶与卒死鬼击②亦相类，已死者，为治皆参用此方。

捣菖蒲生根绞汁，灌之，立瘥。

尸厥之病，卒死脉犹动，听其耳中如微语声，股间暖是也，亦此方治之。

孙真人③治卒死方。以皂角末吹鼻中。

【点评】本书以"救卒""备急"为务，故前三篇首列各种卒死病症，以其于日常所遇病症中最为危急也。需注意的是，古籍中"死"字词义范围往往远大于其本义，凡休克、晕厥、昏迷之类濒死者，皆可称"死"，本书前三篇所列症状即是此类，故多能以各种醒神开窍方法使病者复苏。若遇呼吸脉搏停止的危急情况，自当以心肺复苏为第一要务，而不可拘泥本书所载诸方。

救卒死尸蹶方第二

尸蹶之病，卒死而脉犹动，听其耳中循循④如啸声，而股间暖是也。耳中虽然啸声而脉动者，故当以尸蹶救之。方

以管吹其左耳中极⑤三度，复吹右耳三度，活。

又方：捣干菖蒲，以一枣核大，着其舌下。

又方：灸鼻人中，七壮。又灸阴囊下，去下部一寸，百壮。若妇人，灸两乳中间。又云：爪刺人中良久，又针人中至齿，立起。

---

① 获济：《外台秘要》卷第二十八《卒死方》作"护济"，可参。
② 鬼击：古人指称一些病因不明的突发危重病证。参见本书卷一第四。
③ 孙真人：即唐代孙思邈。真人，道家称修真得道的人，亦泛称"成仙"之人。
④ 循循：疑当作"修修"。耳鸣或耳畔轻鸣音。
⑤ 极：用力至极度。

此亦全是《魏大夫传》中扁鹊法，即赵太子之患。

又，张仲景云：尸蹶①，脉动而无气，气闭不通，故静然而死也

以菖蒲屑纳鼻两孔中，吹之，令人以桂屑着舌下。又云扁鹊法。治楚王效。

又方：剔左角发，方二寸，烧末，以酒灌，令入喉，立起也。

又方：以绳围其臂腕，男左女右，绳从大椎上度，下行脊上，灸绳头五十壮，活。此是扁鹊秘法。

又方：熨其两胁下，取灶中墨如弹丸，浆水和饮之，须臾三四，以管吹耳中，令三四人更互②吹之。又，小管吹鼻孔，梁上尘如豆，着中吹之，令入，瘥。

又方：白马尾二七茎，白马前脚目③二枚，合烧之，以苦酒丸如小豆，开口吞二丸，须臾服一丸。

又方：针百会，当鼻中入发际五寸，针入三分，补之。针足大指甲下肉侧去甲三分，又针足中指甲上各三分，大指之内去端韭叶，又针手少阴、锐骨之端各一分。

又方：灸膻中穴，二十八壮。

救卒客忤死方第三

客忤者，中恶之类也，多于道门门外得之，令人心腹绞痛胀满，气冲心胸，不即治，亦杀人。救之方

灸鼻人中三十壮，令切鼻柱下也，以水渍粳米，取汁一二升，饮之。口已噤者，以物强发之。

又方：捣墨，水和，服一钱匕。

---

① 尸蹶：原作"尸一蹶"，据《金匮要略》杂疗方篇改。

② 更互：轮替。

③ 马前脚目：传说马有夜眼，长在马足膝上，有此而能夜行。

又方：以铜器若①瓦器，贮热汤②，器着腹上；转冷者，撤去衣，器亲肉；大冷者，易以热汤，取愈则止。

又方：以三重衣着腹上，铜器着衣上，稍稍③少许茅于器中烧之，茅尽益之，勿顿多也，取愈乃止。

又方：以绳横度其人口，以度其脐，去四面各一处，灸各三壮，令四火俱起，瘥。

又方：横度口中，折之，令上头着心下④，灸下头五壮。

又方：真丹⑤方寸匕⑥，蜜三合，和服。口噤者，折齿下之。

扁鹊治忤，有救卒符⑦并服盐汤法，恐非庸世所能，故不载。而此病即今人所谓中恶者，与卒死鬼击亦相类，为治参取而用之

已死者，捣生菖蒲根，绞取汁，含之，立瘥。

卒忤，停尸不能言者

桔梗烧二枚，末之，服。

又方：末细辛、桂分等，纳口中。

又方：鸡冠血和真朱⑧，丸如小豆，纳口中，与三四枚，瘥。

若卒口噤不开者

末生附子，置管中，吹纳舌下，即瘥矣。

又方：人血和真朱，如梧桐子大，二丸，折齿纳喉中，令下。

华佗卒中恶、短气欲死

灸足两母指⑨上甲后聚毛中，各十四壮，即愈。未瘥，又灸十四壮。前救卒死方三七壮，已有其法。

---

① 若：或。

② 热汤：热水。

③ 稍稍：渐渐。

④ 心下：指剑突下。

⑤ 真丹：好丹砂。

⑥ 方寸匕：古容量单位。为一寸见方的勺的容量。

⑦ 救卒符：《外台秘要》卷二十八《客忤方》作"救卒死符"，义长。

⑧ 真朱：好丹砂。

⑨ 母指：此指足蹈趾。

又，张仲景诸要方

麻黄四两，杏人七十枚，甘草一两。以水八升，煮取三升，分令咽之。通治诸感忤①。

又方：韭根一把，乌梅二十个，茱萸半斤。以水一斗煮之。以病人栉纳中三沸，栉浮者生，沉者死。煮得三升，与饮之。

又方：桂一两，生姜三两，栀子十四枚，豉五合。捣，以酒三升，搅，微煮之，味出去滓，顿服取瘥。

飞尸走马汤

巴豆二枚，杏人二枚。合绵缠，椎②令碎，着热汤二合中，指捻③令汁出，便与饮之，炊间顿下饮，差小量之④。通治诸飞尸⑤鬼击。

又有诸丸散，并在备急药中。

客者，客气也⑥；忤者，犯也：谓客气犯人也。此盖恶气，治之多愈。虽是气来鬼鬼⑦毒厉之气，忽逢触之，其衰歇，故不能如自然恶气治之，入身而侵克脏腑经络，瘥后，犹宜更为治，以消其余势，不尔，亟终为患，令有时辄发。

附方

《外台秘要》治卒客忤，停尸不能言。细辛、桂心等分，纳口中。

又方：烧桔梗二两，末。米饮⑧服。仍吞麝香如大豆许，佳。

《广利方》治卒中客忤垂死。麝香一钱。重研，和醋二合，服之即瘥。

---

① 感忤：指感受外邪或受惊吓所致之病。

② 椎(chuí 垂)：用椎打击。椎，捶击的工具，今通作"槌"。

③ 捻(niē 捏)：同"捏"，以指压。

④ 顿下……量之：《金匮要略》卷上《腹满寒疝宿食病脉证》作"当下，老小量之"，《医心方》卷十四《治鬼击病方》作"如食顷下便差，老小量之"，《外台秘要》卷十三《飞尸方》作"食顷当下，老小量服之"，谓老人小孩酌量取用。"差"当作"老"。

⑤ 飞尸：参见本书卷一第六。

⑥ 客气也：原作"客也"，据《外台秘要》卷二十八《客忤方》补"气"字。

⑦ 鬼鬼：六醴斋本作"鬼魅"，义胜。

⑧ 米饮：稀饭米汤。

治卒得鬼击方第四

　　鬼击之病，得之无渐①，卒着如人刀刺状，胸胁腹内，绞急切痛，不可抑按，或即吐血，或鼻中出血，或下血，一名鬼排②。治之方

　　灸鼻下人中一壮，立愈。不瘥，可加数壮。

　　又方：升麻、独活、牡桂分等。末，酒服方寸匕，立愈。

　　又方：灸脐下一寸，三壮。

　　又方：灸脐上一寸，七壮，及两踵白肉际，取瘥。

　　又方：熟艾如鸭子③大，三枚。水五升，煮取二升，顿服之。

　　又方：盐一升，水二升。和搅饮之，并以冷水噀④之，勿令即得吐，须臾吐，即瘥。

　　又方：以粉一撮，着水中搅，饮之。

　　又方：以淳酒吹纳两鼻中。

　　又方：断白犬一头，取热犬血一升，饮之。

　　又方：割鸡冠血以沥口中，令一咽，仍破此鸡以搨心下，冷乃弃之于道边。得乌鸡弥佳妙。

　　又方：牛子矢一升，酒三升，煮服之。大牛亦可用之。

　　又方：刀鞘三寸，烧末，水饮之。

　　又方：烧鼠矢，末，服如黍米。不能饮之，以少水和纳口中。

　　又有诸丸散，并在备急药条中。

　　───────────

　　① 无渐：谓突然发生。
　　② 鬼排：与"鬼击"义同。排，击打。
　　③ 鸭子：鸭蛋。
　　④ 噀(xùn 迅)：含在口中而喷出。

今巫①实见人忽有被鬼神所摆拂②者，或犯其行伍，或遇相触突，或身神散弱，或愆负③所贻，轻者因而获免，重者多见死亡。犹如燕简辈④事，非为虚也，必应死，亦不可⑤，要白不得不救尔。

附方

《古今录验》疗妖魅猫鬼，病人不肯言鬼。方：鹿角屑捣散，以水服方寸匕，即言实⑥也。

治卒魇寐不寤方第五

卧忽不寤，勿以火照，火照之杀人，但痛啮⑦其踵及足拇指甲际，而多唾其面，即活。又治之方

末皂角，管吹两鼻中，即起。三四日犹可吹。又以毛⑧刺鼻孔中，男左女右，展转⑨进之。

又方：以芦管吹两耳，并取病人发二七茎，作绳纳鼻孔中，割雄鸡冠取血，以管吹入咽喉中，大效。

又方：末灶下黄土，管吹入鼻中。末雄黄并桂吹鼻中，并佳。

又方：取井底泥，涂目毕，令人垂头于井中，呼其姓名，即便起也。

---

① 巫：《外台秘要》卷二十八《鬼击方》作"巫觋（xí）"。女巫为巫，男巫为觋，合称"巫觋"。亦泛指以装神弄鬼替人祈祷为职业的巫师。

② 摆拂：击打。"摆"同"捭"。《说文》："捭，两手击也。"《说文》："拂，过击也。""拂"又同"攒"。《医心方》即引作"攒"。《集韵》："攒，击仆也。"

③ 愆负：过失。按，以上四句总谓人遭意外灾祸，都因自己有某种过错。

④ 燕简辈：《外台秘要》卷二十八《鬼击方》引作"周宣燕简"。按，燕简据《史记》可能应是燕惠公。周宣公、燕惠公都因自己乱政而最终猝死。

⑤ 亦不可：四库本、《外台秘要》卷二十八《鬼击方》并作"亦不可疗"，可从。

⑥ 言实：说实话。此指道出鬼名。

⑦ 啮（niè 聂）：咬。

⑧ 毛：《外台秘要》卷二十八《卒魇方》作"笔毛"。

⑨ 展转：反复。

又方：取韭捣，以汁吹鼻孔。冬月可掘取根，取汁灌于口中。

又方：以盐汤饮之，多少约在意①。

又方：以其人置地，利刀画地，从肩起，男左女右，令周面，以刀锋刺病人鼻，令入一分，急持勿动，其人当鬼神语求哀②，乃问，阿谁③，何故来，当自乞去，乃以指灭④向⑤所画地，当肩头数寸，令得去，不可不具诘问之也。

又方：以瓦甑⑥覆病人面上，使人疾打，破甑，则瘥。

又方：以牛蹄或马蹄，临魇人上。亦可治卒死。青牛尤佳。

又方：捣雄黄，细筛，管吹纳两鼻中。桂亦佳。

又方：菖蒲末，吹两鼻中，又末纳舌下。

又方：以甑带左索缚其肘后，男左女右，用余稍急绞之，又以麻缚脚，乃诘问其故，约救⑦解之。令一人坐头守，一人于户内⑧呼病人姓名，坐人应曰诺在，便苏。

卒魇不觉

灸足下大指聚毛中，二十一壮。

人喜魇及恶梦者

取火死灰⑨，着履中，合⑩枕。

又方：带雄黄，男左女右。

又方：灸两足大指上聚毛中，灸二十壮。

----

① 约在意：指用量随意。

② 求哀：《外台秘要》卷二十八《卒魇方》作"求去"，义胜。

③ 阿（ā 啊）谁：疑问代词。犹言谁，何人。

④ 灭：除去。

⑤ 向：先前。

⑥ 瓦甑：古代蒸食物的一种瓦器。

⑦ 约救：亦作"约勑""约饬"，指约束诫饬。按，《外台秘要》卷二十八《卒魇方》无"约救解之"四字，以下为另一条。

⑧ 内：《外台秘要》卷二十八《卒魇方》作"外"。

⑨ 取火死灰：《外台秘要》卷二十八《卒魇方》作"取烧死人灰"。

⑩ 合：《外台秘要》卷二十八《卒魇方》作"令"，义长。

又方：用真麝香一子①于头边。

又方：以虎头枕尤佳。

辟魇寐方

取雄黄如枣核，系左腋下。令人终身不魇寐。

又方：真赤罽②方一尺，以枕之。

又方：作犀角枕佳。以青木香纳枕中，并带③。

又方：厵　治卒魇寐久，书此符于纸，烧令黑，以少水和之，纳死人口中，悬鉴④死者耳前打之，唤死者名，不过半日，即活。

魇卧寐不寤者，皆魂魄外游，为邪所执录⑤，欲还未得所。忌火照，火照遂不复入。而有灯光中魇者，是本由明出，但不反身中故耳。

附方

《千金方》治鬼魇不寤。皂荚末刀圭，起死人。

治卒中五尸方第六

五尸者飞尸、遁尸、风尸、沉尸、尸注也，今所载方兼治之，**其状腹痛，胀急，不得气息，上冲心胸，旁攻两胁，或磥块⑥涌起，或挛引腰脊，兼治之。方**

灸乳后三寸，十四壮，男左女右。不止，更加壮数，瘥。

---

① 用真麝香一子：一子，六醴斋本作"一字"。按古人以铜钱抄取散药，钱面抄满药不滑脱为一钱匕，取其四分之一为一字。又《外台秘要》卷二十八《卒魇方》作"枕麝香一分"。《医心方》卷十四《治魇不寤方》作"枕真麝香一子"。

② 罽（jì济）：毛织物。

③ 带：《外台秘要》卷二十八《卒魇方》作"带之亦佳"。

④ 鉴：铜镜。

⑤ 执录：拘捕收留。

⑥ 磥块：亦作"累块"，指有形物块。

又方：灸心下三寸，六十壮。

又方：灸乳下一寸，随病左右，多其壮数，即瘥。

又方：以四指尖其痛处，下灸指下际数壮，令人痛，上爪其鼻人中，又爪其心下一寸，多其壮，取瘥。

又方：破鸡子白，顿吞之。口闭者，纳喉中①，摇头令下②，立瘥。

又方：破鸡子白，顿吞七枚。不可，再服。

又方：理当陆③根，熬，以囊贮，更番熨之，冷复易。

虽有五尸之名，其例皆相似，而有小异者。飞尸者，游走皮肤，洞穿脏腑，每发刺痛，变作无常也；遁尸者，附骨入肉，攻凿血脉，每发不可得近，见尸丧、闻哀哭便作也；风尸者，淫跃④四肢，不知痛之所在，每发昏恍，得风雪便作也；沉尸者，缠结脏腑，冲心胁，每发绞切，遇寒冷便作也；尸注者，举身沉重，精神错杂，常觉惛废，每节气改变，辄致大恶。此一条，别有治后熨也。

凡五尸，即身中尸鬼接引也，共为病害，经术甚有消灭之方，而非世徒⑤能用，今复撰其经要，以救其敝⑥，方

雄黄一两，大蒜一两。令相和似弹丸许，纳二合热酒中，服之，须臾，瘥。未瘥，更作。已有疹⑦者，常畜⑧此药也。

又方：干姜、桂分等。末之，盐三指撮，熬令青，末，合水服之，即瘥。

又方：捣蒺藜子，蜜丸，服如胡豆二丸，日三。

---

① 口闭者，纳喉中：《外台秘要》卷十三《五尸方》作"困者"，义长。

② 头：原作"顿"，据《外台秘要》正文。

③ 当陆：即"商陆"。

④ 淫跃：皮肤肢体麻木痛痒貌。

⑤ 世徒：指一般人。

⑥ 敝：同"弊"。弊病，弊端。

⑦ 疹：此处借作"疢"，指疾病。

⑧ 畜：同"蓄"。储存。

又方：粳米二升，水六升，煮一沸，服之。

又方：猪肪八合，铜器煎，小沸，投苦酒八合，相和，顿服，即瘥。

又方：掘地作小坎①，水满中，熟搅，取汁服之。

又方：取屋上四角茅，纳铜器中，以三尺布覆腹，着器布上，烧茅令热，随痛追逐，跖下②痒，即瘥。若瓦屋，削取四角柱烧之亦得。极大神良者也。

又方：桂一赤，姜一两，巴豆三枚。合捣末，苦酒和如泥，以傅③尸处，燥，即瘥。

又方：乌臼根锉④二升。煮令浓，去滓，煎汁，凡五升，则入水一两⑤，服五合至一升，良。

又方：忍冬茎叶锉数斛。煮令浓，取汁煎之，服如鸡子一枚，日二三服，佳也。

又方：烧乱发，熬杏人等分⑥。捣膏，和丸之，酒服，桐子大三丸，日五六服。

又方：龙骨三分，藜芦二分，巴豆一分。捣，和井花水⑦，服如麻子大，如法丸。

又方：漆叶暴干。捣末，酒服之。

又方：鼍⑧肝一具。熟煮，切，食之令尽，亦用蒜齑⑨。

---

① 坎：坑。

② 跖（zhí 执）下：脚底。

③ 薄：通"傅"，敷药。后世作"敷"。

④ 锉：（用锉刀）锉切；碎切。

⑤ 煎汁……一两：此处所述药物比例殊不合常理。疑"一两"下脱"斗"字。《永乐大典》中作"煎汁凡一斤，则入水五升"，可参。

⑥ 等分：义同"分等"。诸药分量相同。

⑦ 井花水：亦作"井华水"。每日清晨水井中打出的第一桶水。《本草纲目·井泉水》引汪颖曰："井水新汲，疗病利人。平旦第一汲，为井华水，其功极广，又与诸水不同。"

⑧ 鼍（tuó 坨）：扬子鳄。

⑨ 齑（jī 击）：碎切的蒜。

又方：断鳖头，烧末，水服，可分为三度，当如肉者，不尽，后发更作。

又方：雄黄一分，栀子十五枚，芍药一两。水三升，煮取一升半，分再服。

又方：栀子二七枚，烧末服。

又方：干姜、附子各一两，桂二分，巴豆三十枚去心，并生用。捣筛，蜜和，捣万杵，服二丸，如小豆大。此药无所不治。

又，飞尸入腹刺痛死方

凡犀角、射罔①、五注丸，并是好药，别在大方中。

治卒有物在皮中，如虾蟆②，宿昔下入腹中，如杯大③，动摇掣痛不可堪，过数日即杀人。方

巴豆十四枚，龙胆一两，半夏、土瓜子各一两，桂一斤半。合捣碎，以两布囊贮，蒸热，更番④以熨之，亦可煮饮，少少服之。

此本在杂治中，病名曰阴尸，得者多死。

治尸注鬼注方第七

尸注、鬼注病者，葛云即是五尸之中尸注，又挟诸鬼邪为害也。其病变动，乃有三十六种至九十九种，大略使人寒热、淋沥⑤、恍恍默默⑥，不的⑦知其所苦，而无处不恶，累年积月，渐就顿滞⑧，以至

① 射罔：中药名。草乌头或其煎汁。此指乌头丸。
② 虾蟆：即蟾蜍。今习作"蛤蟆"。
③ 大：原作"不"，《诸病源候论》卷二十三《阴尸候》作"大"，据改。
④ 更番：轮番，分次。
⑤ 淋沥：原指小便滴沥不爽或水液滴落貌，引申指迁延不愈。
⑥ 恍恍默默：《诸病源候论》卷二十三《尸注候》、《外台秘要》卷十三《尸疰方》、《医心方》卷十四《治诸尸方》并作"沉沉嘿嘿"。恍恍，恍惑迷乱，神志不清。
⑦ 的：确切。
⑧ 顿滞：困顿滞重，谓病重卧床。

于死，死后复传之旁人，乃至灭门。觉知此候者，便宜急治之。方

取桑树白皮，曝干，烧为灰，得二斗许，着甑中蒸，令气浃①便下，以釜中汤三四斗，淋之又淋，凡三度，极浓止，澄清，取二斗，以渍赤小豆二斗一宿，曝干，干复渍灰，汁尽止。

乃湿蒸令熟，以羊肉若鹿肉作羹，进此豆饭，初食一升至二升，取饱满。微者三四斗愈，极者七八斗。病去时，体中自觉疼痒淫淫②。或若根本不拔，重为之，神验也。

又方：桃人五十枚，破研，以水煮取四升，一服尽当吐。吐病不尽，三两日更作。若不吐，非注。

又方：杜衡一两，茎③一两，人参半两许，瓠子④二七枚，松萝六铢，赤小豆二七枚。捣末散，平旦⑤温服方寸匕，晚当吐百种物。若不尽，后更服之也。

又方：獭肝一具，阴干，捣末，水服方寸匕，日三。一具未瘥，更作。姚⑥云神良。

又方：朱砂、雄黄各一两，鬼臼、茵草各半两，巴豆四十枚去心、皮，蜈蚣两枚。捣，蜜和丸，服如小豆，不得下，服二丸，亦长将行之。姚氏烧发灰、熬杏人紫色分等，捣如脂，猪脂和，酒服梧桐子大，日三服，瘥。

又有华佗狸骨散、龙牙散、羊脂丸诸大药等，并在大方中，及成帝所受淮南丸，并疗痊易⑦灭门。

---

① 浃：满，周遍。

② 淫淫：皮下游走性痛痒貌。

③ 茎：疑误，当作"豆豉"。《普济方》卷二三七《尸疰》"茎"下有"豉"字，"茎"属上，为量词；《永乐大典》"茎"径作"豆豉"。

④ 瓠(hù 互)子：瓠瓜的种子。

⑤ 平旦：清晨。古时段名。

⑥ 姚：北周医家姚僧垣(498—583)，曾任梁代太医正，撰有《集验方》13卷，原书已佚，其内容散见于《外台秘要》等后世医书。

⑦ 痊易：指劳瘵(类似现代结核病)一类传染病。

女子①小儿多注车注船②，心闷乱，头痛，吐，有此疢者，宜辟方。

车前子、车下李根皮、石长生、徐长卿各数两，分等。粗捣，作方囊，贮半合，系衣带及头；若注船，下暴惨，以和此共带之，又临入船，刻取此船，自烧作屑，以水服之③。

附方

《子母秘录》治尸注。烧乱发，如鸡子大，为末，水服之，瘥。

《食医心镜》主传尸鬼气④、咳嗽、疰癖⑤、注气、血气不通、日渐羸瘦。方：桃人一两，去皮尖，杵碎。以水一升半煮汁，着米煮粥，空心食之。

【点评】注病，即传染性疾病。《释名·释疾病》："注病，一人死，一人复得，气相灌注也。"本篇所谓"尸注""鬼注"者，依其所描述症状，即是结核病类传染性疾病。这也是对此类疾病传染性的最早记载。

治卒心痛方第八

治卒心痛⑥

桃白皮煮汁。宜空腹服之。

又方：桂末若干姜末，二药并可单用，温酒服方寸匕，须臾六七

---

① 女子：原连属上文，据文义分段。

② 注车注船：即晕车晕船。

③ 若注船……服之：《永乐大典》此段作"若注船，下暴惨，水和此共带之。又临入船，刻取此船木，烧作屑，以水和服之"，义长。

④ 传尸鬼气：指劳瘵(类似现代结核病)一类传染病。

⑤ 疰癖：古病名，以脐腹或胁肋部有痞块为主症。

⑥ 卒心痛：突发心胸痛。按，古称心痛包括真心痛、胃痛、心绞痛及其他上腹痛。

服，瘥。

又方：驴矢，绞取汁五六合，及热顿服，立定。

又方：东引桃枝　把，切，以酒·升，煎取半升，顿服，大效。

又方：生油半合，温服，瘥。

又方：黄连八两，以水七升，煮取一升五合，去滓，温服五合，每日三服。

【点评】黄连素治疗腹泻早已为大众所熟知，而现代研究亦已证实，其对多种心血管类疾病亦有显著疗效。此处所载以黄连治疗心痛，是对这种疗法的最早记录。

又方：当户①以坐，若男子病者，令妇人以一杯水以饮之；若妇人病者，令男子以一杯水以饮之，得新汲水尤佳。又，以蜜一分，水二分，饮之益②良也。

又方：败布裹盐如弹丸，烧令赤，末，以酒一盏服之。

又方：煮三沸汤一升，以盐一合搅饮之。若无火作汤，亦可用水。

又方：闭气忍之数十度，并以手大指按心下宛宛中，取愈。

又方：白艾成熟者三升，以水三升，煮取一升，去滓，顿服之。若为客气③所中者，当吐出④虫物。

又方：苦酒一杯，鸡子一枚，着中合搅，饮之。好酒亦可用。

又方：取灶下热灰，筛去炭分，以布囊贮，令灼灼尔⑤。便更番以熨痛上，冷，更熬热。

又方：蒸大豆，若煮之，以囊贮，更番熨痛处，冷复易之。

---

① 当户：对着门。户，门。

② 益：更。

③ 客气：外来之邪气。

④ 出：原作"之"，据六醴斋本改。

⑤ 灼灼尔：热貌。

又方：切生姜若干姜半升。以水二升，煮取一升。去滓，顿服。

又方：灸手中央长指端，三壮。

又方：好桂，削去皮，捣筛，温酒服三方寸匕。不瘥者，须臾可六七服。无桂者，末干姜佳。

又方：横度病人口，折之以度心厌下①，灸度头三壮。

又方：画地作五行字，撮中央土，以水一升，搅饮之也。

又方：吴茱萸二升，生姜四两，豉一升。酒六升，煮三升半。分三服。

又方：人参、桂心、栀子_擘、甘草_炙、黄芩各一两。水六升，煮取二升，分三服，奇效。

又方：桃人七枚，去皮尖，熟，研，水合顿服，良。亦可治三十年患。

又方：附子二两_炮，干姜一两。捣，蜜丸，服四丸，如梧子大，日三②。

又方：吴茱萸一两半，干姜准上，桂心一两，白术二两，人参、橘皮、椒_{去闭口及子、汗}③、甘草_炙、黄芩、当归、桔梗各一两，附子一两半_炮。捣筛，蜜和为丸，如梧子大。日三，稍加至十丸、十五丸，酒饮下，饭前食后任意，效验。

又方：桂心八两，水四升，煮取一升。分三服。

又方：苦参三两，苦酒升半，煮取八合，分再服，亦可用水。无煮者，生亦可用。

又方：龙胆四两，酒三升，煮取一升半。顿服。

又方：吴茱萸五合，桂一两。酒二升半，煎取一升，分二服，效。

又方：吴茱萸二升，生姜四两，豉一升。酒六升，煮取二升半，

---

① 心厌下：即剑突下。
② 日三：六醴斋本作"日三服"。
③ 汗：谓烤出药物中水分。

分为三服。

又方：白鸡一头，治之如食法，水三升，煮取二升，去鸡煎汁，取六合，纳苦酒六合，入真珠①一钱②，复煎取六合，纳末麝香如大豆二枚，顿服之。

又方：桂心、当归各一两，栀子十四枚。捣为散，酒服方寸匕，日三五服。亦治久心病发作有时节者也。

又方：桂心二两，乌头一两。捣筛，蜜和为丸。一服如梧子大三丸，渐加之。

暴得心腹痛如刺方

苦参、龙胆各二两，升麻、栀子各三两。苦酒五升，煮取二升，分二服。当大吐，乃瘥。

治心疝③发作有时，激痛难忍方

真射罔④、吴茱萸分等。捣末，蜜和丸，如麻子。服二丸，日三服。勿吃热食。

又方：灸心鸠尾下一寸，名巨阙，及左右一寸，并百壮。又与物度颈及度脊，如之，令正相对也，凡灸六处。

治久患常痛，不能饮食，头中疼重方

乌头六分，椒六分，干姜四分。捣末，蜜丸。酒饮服，如大豆四丸，稍加之。

又方：半夏五分，细辛五分，干姜二分，人参三分，附子一分。捣末，苦酒和丸，如梧子大。酒服五丸，日三服。

治心下牵急懊痛方

桂三两，生姜三两，枳实五枚。水五升，煮取三升，分三服。亦可加术二两、胶饴半斤。

---

① 真珠：蚌珠。按，疑当作"真朱"，即朱砂。
② 一钱：疑当作"一钱匕"。
③ 心疝：古病名。症见腹部疼痛隆起、气上冲心等。
④ 真射罔：此指乌头。

治心肺伤动冷痛方

桂心二两，猪肾二枚。水八升，煮取三升。分三服。

又方：附子二两，干姜一两。蜜丸，服四丸，如梧子大，日三服。

治心痹①心痛方

蜀椒一两^{熬令黄}，末之，以狗心血丸之，如梧子。服五丸，日五服。

治心下坚痛，大如碗，边如旋盘，名为气分，饮水所结。方

枳实七枚^炙，术三两。水一斗，煮取三升。分为三服。当稍软也。

若心下百②结积，来去痛者方

吴茱萸^末一升，真射罔如弹丸一枚。合捣，以鸡子白和丸，丸如小豆大。服二丸，即瘥。

治心痛多睡，似有虫方

取六畜心，生切作十四脔③，刀纵横各割之，以真丹一两，粉肉割中④，旦悉吞之，入雄黄、射香，佳。

饥而心痛者，名曰饥疝。

龙胆、附子、黄连分等。捣筛，服一钱匕，日三度服之。

附方

《药性论》主心痛、中恶或连腰脐者。盐如鸡子大，青布裹，烧赤，纳酒中。顿服，当吐恶物。

《拾遗·序》延胡索止心痛，末之，酒服。

《圣惠方》治久心痛，时发不定，多吐清水，不下饮食。以雄黄

---

① 心痹：古病名。证见胸中窒闷、气喘心痛等。
② 百：疑当作"有"。六醴斋本正作"有"。
③ 脔：肉块。
④ 肉割中：四库本作"内割中"，《外台秘要》卷七《多唾停饮心痛方》附校同，当从。"内"同"纳"。

二两，好醋二升，慢火煎成膏，用干蒸饼①丸如梧桐子大。每服七丸，姜汤下。

又方：治九种心痛妨闷②。用桂心一分，为末，以酒一大盏，煎至半盏，去滓，稍热服，立效。

又方：治寒疝心痛，四肢逆冷，全不饮食。用桂心二两，为散。不计时候，热酒调下一钱匕。

《外台秘要》治卒心痛。干姜为末，水饮调下一钱。

又方：治心痛。当归为末，酒服方寸匕。

又，《必效》治蛔心痛③。熊胆如大豆，和水服，大效。

又方：取鳗鲡鱼，淡炙令熟，与患人食一二枚，永瘥，饱食弥佳。

《经验方》治四十年心痛不瘥。黍米淘汁。温服，随多少。

《经验后方》治心痛。姜黄一两，桂穰三两。为末，醋汤下一钱匕。

《简要济众》治九种心痛及腹胁积聚滞气。筒子干漆④二两。捣碎，炒烟出，细研，醋煮，面糊和丸，如梧桐子大。每服五丸至七丸，热酒下，醋汤亦得，无时服。

《姚和众⑤》治卒心痛。郁李人三七枚，烂嚼，以新汲水下之，饮温汤尤妙。须臾痛止，却⑥煎薄盐汤⑦热呷之。

《兵部手集》治心痛不可忍，十年五年者，随手效。以小蒜酽醋⑧煮，顿服之，取饱，不用着盐。

---

① 蒸饼：馒头。

② 妨闷：同"烦闷"。

③ 蛔心痛：当作"悁心痛"。指忧闷心痛。

④ 筒子干漆：以竹筒承取漆树汁凝成的干漆片。

⑤ 姚和众：《新唐书·艺文志》载："《姚和众童子秘诀》三卷，又《众童延龄至宝方》十卷。"后世目录学文献或记其名为"姚和"。原书已佚。

⑥ 却：再。

⑦ 薄盐汤：谓淡盐水。

⑧ 酽（yàn 艳）醋：浓醋。

治卒腹痛方第九

治卒腹痛。方

书舌上作"风"字，又画纸上作两蜈蚣相交，吞之。

又方：捣桂末，服三寸匕。苦酒、人参、上好干姜亦佳。

又方：粳米二升，以水六升，煮二七沸，饮之。

又方：食盐一大把。多饮水送之，忽当吐，即瘥。

又方：掘土作小坎，水满坎中，熟搅取汁，饮之。

又方：令人骑其腹，溺脐中。

又方：米粉一升，水二升，和饮。

又方：使病人伏卧，一人跨上，两手抄举其腹，令病人自纵重轻举抄之，令去床三尺许，便放之，如此二七度止。拈取其脊骨皮，深取痛引①之，从龟尾至顶乃止。未愈，更为之。

【**点评**】本条后半是对捏脊法的最早记载。此法在后世不断发展，用以治疗多种病症，至今临床常用。

又方：令卧枕高一尺许，拄膝使腹皮踧②气入胸，令人抓其脐上三寸便愈。能干咽吞气数十遍者弥佳。此方亦治心痛，此即伏气。

治卒得诸疝，小腹及阴中相引，痛如绞，自汗出欲死。方

捣沙参末，筛，服方寸匕，立瘥。

此本在杂治中，谓之寒疝，亦名阴疝，此治不瘥，可服诸利丸下之，作走马汤亦佳。

治寒疝腹痛，饮食下，唯不觉其流行。方

椒二合，干姜四两。水四升，煮取二升，去滓，纳饴一斤，又煎

---

① 痛引：谓极度拉伸。

② 踧：通"蹙"。皱缩。

取半分，再服，数数服之。

又方：半夏一升，桂八两，生姜一升。水六升，煮取二升，分为三服。

治寒疝来去①，每发绞痛。方

吴茱萸三两，生姜四两，豉二合。酒四升，煮取二升。分为二服。

又方：附子一枚，椒二百粒，干姜半两，半夏十枚，大枣三十枚，粳米一升。水七升，煮米熟，去滓，一服一升，令尽。

又方：肉桂一斤，吴茱萸半升。水五升，煮取一升半，分再服。

又方：牡蛎、甘草、桂各二两。水五升，煮取一升半，再服。

又方：宿乌鸡②一头治如食法，生地黄七斤。合细剉之，着甑蔽③中蒸，铜器承。须取汁，清旦④服，至日晡⑤令尽。其间当下诸寒癖讫，作白粥渐食之。久疝者，下三剂。

附方

《博济方》治冷热气不和，不思饮食，或腹痛疠刺。

山栀子、川乌头等分。生捣为末，以酒糊丸，如梧桐子大。每服十五丸，炒生姜汤下。如小肠气痛，炒茴香、葱，酒任下二十丸。

《经验方》治元脏气发，久冷腹痛虚泻。应急大效玉粉丹。

生硫黄五两，青盐一两。已上衮⑥细研，以蒸饼为丸，如绿豆大。每服五丸，热酒空心服，以食压之。

《子母秘录》治小腹疼，青黑，或亦不能喘。

苦参一两。醋一升半，煎八合，分二服。

---

① 来去：谓疾病时发时止。

② 宿乌鸡：指老乌鸡。宿，年岁长的。

③ 甑蔽：甑中蒸食物用的隔屉。此指蒸饭之具。

④ 清旦：同"平旦"，清晨时分。

⑤ 日晡：时段名。下午3~5时许。

⑥ 衮：同"滚"，翻转。

《圣惠方》治寒疝，小腹及阴中相引痛，自汗出。

以丹参一两，杵为散。每服热酒调下二钱匕，佳。

治心腹俱痛方第十

治心腹俱胀痛，短气欲死或已绝。方

取栀子十四枚，豉七合。以水二升，先煮豉，取一升二合，绞去滓，纳栀子，更煎取八合，又绞去滓，服半升；不愈者，尽服之。

又方：浣小衣①，饮其汁一二升，即愈。

又方：桂二两切，以水一升二合，煮取八合，去滓，顿服。无桂者，着干姜亦佳。

又方：乌梅二七枚，以水五升，煮一沸，纳大钱二七枚，煮得二升半，强人可顿服，羸人可分为再服，当下便愈。

又方：茱萸一两，生姜四两，豉三合。酒四升，煮取二升，分为三服，即瘥。

又方：干姜一两，巴豆二两。捣，蜜丸。一服如小豆二丸，当吐下，瘥。

治心腹相连常胀痛。方

狼毒二两，附子半两。捣筛，蜜丸如梧子大。日一服一丸；二日二丸；三日后，服三丸；再一丸，至六日服三丸。自一至三②以常服，即瘥。

又方：吴茱萸一合，干姜四分，附子、细辛、人参各二分。捣筛，蜜丸如梧子大。服五丸，日三服。

---

① 小衣：内裤。

② 自一至三：谓一日服一丸，二日服二丸，三日服三丸。其后每三日为一周期依此例变化。

凡心腹痛，若非中恶、霍乱，则是皆宿结冷热所为，今此方可采以救急。瘥后，要作诸大治①，以消其根源也。

【点评】作为一部"备急"的方书，重点在于应急治疗。有些病应急治疗即已病愈，但有些病只救急缓解病痛是不够的，还要做进一步治疗和调理。本条反映出作者对此有清醒的认识。

附方

《梅师方》治心腹胀坚，痛闷不安，虽未吐下欲死。以盐五合，水一升，煎令消，顿服，自吐下，食出即定，不吐更服。

《孙真人方》治心腹俱痛。以布裹椒薄②注上火熨，令椒汗出，良。

《十全方》心脾痛。以高良姜细剉，炒杵末，米饮调下一钱匕，立止。

治卒心腹烦满方第十一

治卒心腹烦满③，又胸胁痛④欲死。方
以热汤令灼灼尔⑤，渍手足，复易⑥。秘方。

又方：青布方寸，鹿角三分，乱发灰二钱匕。以水二升，煮令得一升五合，去滓，尽服之。

又方：剉薏苡根，浓煮取汁，服三升。

---

① 大治：指相对于"救急"法更为复杂的治法，也就是"大方"。
② 薄：通"傅"，敷药，后世作"敷"。
③ 烦满：同"烦懑"，后世作"烦闷"。
④ 又胸胁痛：当作"叉胸胁痛"，即胸肋牵扯疼痛。叉，刺也。
⑤ 灼灼尔：热貌。
⑥ 复易：《医心方》卷六《治心腹胀满方》引作"冷复易"，义长，当从。

又方：取比轮钱①二十枚，水五升，煮取三沸，日三服。

又方：捣香菜②汁，服一二升。水煮干姜亦佳。

又方：即用前心痛支子豉汤③法，瘥。

又方：黄芩一两，杏人二十枚，牡蛎一两。水三升，煮取一升，顿服。

治厥逆烦满常欲呕。方

小草④、桂、细辛、干姜、椒各二两，附子二两炮。捣，蜜和丸，服如桐子大四丸。

治卒吐逆。方

灸乳下一寸，七壮，即愈。

又方：灸两手大拇指内边爪后第一文头各一壮。又，灸两手中央长指爪下一壮，愈。

此本杂治中，其病亦是痰壅、霍乱之例，兼宜依霍乱条法治之。人卒在此上条⑤患者亦少，皆因他病兼之耳。或从伤寒未复，或从霍乱吐下后虚燥，或是劳损服诸补药痞满，或触寒热邪气，或食饮恊⑥毒，或服药失度，并宜各循其本源为治，不得专用此法也。

附方

《千金方》治心腹胀，短气。以草豆蔻一两，去皮，为末。以木瓜生姜汤下半钱。

《斗门方》治男子女人久患气胀心闷，饮食不得，因食不调，冷热相击，致令心腹胀满，方：厚朴，火上炙令干，又蘸姜汁炙，直待焦黑为度。捣筛，如面。以陈米饮调下二钱匕，日三服，良。亦治反

---

① 比轮钱：三国东吴孙权称帝后，曾先后铸造"大泉当千""大泉二千""大泉五千"，这种直径较大的钱被称为"比轮钱"，谓其"大如车轮"。

② 香菜：《医心方》卷六《治心腹胀满方》作"香菜"，即香薷。

③ 支子豉汤：指上篇第一方，方用栀子、豉二味。支子，即栀子。

④ 小草：远志的小苗。

⑤ 人卒在此上条：《外台秘要》卷七《卒心腹胀满方》作"人平居有"四字。

⑥ 恊：通"挟"，夹带。

胃，止泻甚妙。

《经验方》治食气遍身黄肿，气喘，食不得，心胸满闷。

不蛀皂角<small>去皮子，涂好醋，炙令焦，为末</small>一钱匕，巴豆七枚<small>去油膜</small>。一件以淡醋及研好墨为丸，如麻子大。每服三丸，食后陈橘皮汤下，日三服，隔一日增一丸，以利为度。

如常服，消酒食。

《梅师方》治腹满不能服药。

煨生姜，绵裹，纳下部中，冷即易之。

《圣惠方》治肺脏壅热烦闷。

新百合四两，蜜半盏，和蒸令软，时时含一枣大，咽津①。

---

① 津：汁液。

治卒霍乱诸急方第十二

凡所以得霍乱者，多起饮食，或饮食生冷杂物。以肥腻酒鲙，而当风履湿，薄衣露坐或夜卧失覆①之所致。

初得之，便务令暖，以炭火布其所卧下，大热减之。又，并蒸被絮若衣絮自苞②，冷易热者。亦可烧地，令热水沃③，敷薄布席④，卧其上，厚覆之。亦可作灼灼尔热汤着瓮中，渍足，令至膝，并铜器⑤贮汤，以着腹上，衣藉之，冷复易。亦可以熨斗贮火着腹上。如此而不净者，便急灸之，但明案⑥次第，莫为乱灸。须有其病，乃随病灸之。未有病莫预灸。灸之虽未即愈，要万不复死矣。莫以灸不即愈⑦而止。灸霍乱，艾丸苦不大⑧，壮数亦⑨不多，本方言七壮，为⑩可四五十⑪，无不便火下得活。服旧方，用理中丸及厚朴大豆豉通脉半夏

---

① 失覆：露出被盖。
② 苞：通"包"。包裹。
③ 沃：浇灌。
④ 敷薄布席：《医心方》卷第十一《治霍乱方》作"敷蒋席"，义胜。薄，通"傅"，即敷布之"敷"，后人不晓，衍增"敷"字。蒋席，为蒋草所织之席。
⑤ 铜器：《医心方》卷第十一《治霍乱方》此下有"若瓦器"三字。
⑥ 案：通"按"。
⑦ 愈：原脱，据四库本补。
⑧ 苦不大：六醴斋本作"不用大"，义相反。
⑨ 亦：据文义当作"亦苦"。
⑩ 为：或。
⑪ 十：《医心方》卷第十一《治霍乱方》作"壮"，义长。

汤。先辈所用药皆难得，今但疏良灸之法及单行①数方，用之有效，不减于贵药。已死未久者，犹可灸。

余药乃可难备，而理中丸、四顺、厚朴诸汤，可不预合，每向秋月，常买自随。

卒得霍乱，先腹痛者

灸脐上，十四壮。名太仓，在心厌下四寸，更度之。

先洞下②者

灸脐边一寸，男左女右，十四壮，甚者至三十四十壮。名大肠募。洞者，宜泻。

先吐者

灸心下一寸，十四壮。又，并治下痢不止、上气，灸五十壮。名巨阙，正心厌尖头下一寸是也。

先手足逆冷者

灸两足内踝上一尖骨③是也，两足各七壮，不愈加数。名三阴交，在内踝尖上三寸是也。

转筋者

灸蹶④心当拇指大聚筋上，六七壮。名涌泉。又，灸足大指下约中一壮，神验。

又方：灸大指上爪甲际，七壮。

转筋入腹痛者

令四人捉手足，灸脐左二寸，十四壮⑤，灸股中大筋上去阴一寸。

---

① 单行：用单味药的方子。

② 洞下：谓猛烈泻下。《说文》："洞，疾流也。"

③ 一尖骨：蓝川慎认为"恐'一夫骨际中也'误"，可参。《医心方》卷十一《治霍乱手中冷方》作"一夫"。

④ 蹶：《医心方》卷第十一《治霍乱转筋方》作"蹠（跖）"，当从。跖，脚掌。《外台秘要》卷三十八《石发后变霍乱及转筋方》作"脚"。

⑤ 壮：原脱，据四库本补。

若哕①者

灸手腕第一约理②中，七壮。名心主，当中指。

下利不止者

灸足大指本节内侧寸白肉际③，左右各七壮，名大都。

干呕者

灸手腕后三寸两筋间是，左右各七壮。名间使。若正厥呕绝，灸之便通。

《小品方》起死。

吐且下利者

灸两乳，连黑外近腹白肉际，各七壮，亦可至二七壮。

若吐止而利不止者

灸脐一夫纳④中，七壮，又云脐下一寸，二七壮。

若烦闷凑满⑤者

灸心厌下三寸，七壮，名胃管。

又方：以盐内脐中，上灸⑥二七壮。

【点评】早期灸法多是直接将艾炷置于皮肤上，故有灼伤皮肤的副作用，此书中则多次使用间接灸法，避免此弊端的同时亦可增加药力，提高疗效。本书首载多种间接灸法，如此处隔盐灸，即为葛洪首创。

---

① 哕(yuē 约)：同"哕"。干呕。

② 约理：约纹，关节内侧的纹理。

③ 寸白肉际：《外台秘要》卷六《霍乱杂灸法》作"一寸白肉际"，义长。

④ 脐一夫纳：《医心方》卷十一《治霍乱下利不止方》作"脐下一夫约"，义长。约，指约纹，此指下腹皮肤褶皱。一夫，中医针灸用长度单位。以四指合并，第二指节横宽为一夫。

⑤ 凑满：(气)会聚胀满。凑，聚合。

⑥ 上灸：《外台秘要》卷六《霍乱杂灸法》、《医心方》卷十一《治霍乱心腹胀满方》并作"灸上"，较是。

若绕脐痛急者

灸脐下三寸三七壮，名关元，良。

治霍乱神秘起死灸法

以物横度病人人中①，屈之，从心鸠尾飞度②以下灸。先灸中央毕，更横灸左右也。又灸脊上，以物围，令正当心厌。又夹脊左右一寸，各七壮，是腹背各灸三处也。

华佗治霍乱已死，上屋唤魂，又以诸治皆至，而犹不瘥者

捧病人腹③卧之，伸臂对，以绳度两头肘尖头④，依绳下夹背脊大骨宍⑤中，去脊各一寸，灸之百壮。不治者⑥，可灸肘椎。已试数百人，皆灸毕即起坐。佗以此术传子孙，代代皆秘之。

上此前并是灸法。

治霍乱心腹胀痛，烦满短气，未得吐下。方

盐二升，以水五升，煮取二升，顿服，得吐愈。

又方：生姜若干姜一二升，㕮咀，以水六升，煮三沸，顿服。若不即愈，更可作。无新药，煮滓亦得。

又方：饮好苦酒三升，小老、羸者，可饮一二升。

又方：温酒一二升，以蜡如弹丸一枚，置酒中，消乃饮。无蜡，以盐二方寸匕代，亦得。

又方：桂屑半升，以暖饮二升和之，尽服之。

---

① 人中：《医心方》卷十一《治霍乱欲死方》、《外台秘要》卷六《霍乱杂灸法》并作"口中"，当从。

② 飞度："飞"字疑衍。《外台秘要》卷六《霍乱杂灸法》、《医心方》卷十一《治霍乱欲死方》无"飞"字。

③ 腹：《外台秘要》卷六《霍乱杂灸法》、《医心方》卷十一《治霍乱心腹胀满方》并作"覆"，义长。

④ 两头肘尖头：上"头"字疑衍。《外台秘要》卷六《霍乱杂灸法》无此字。《医心方》卷十一《治霍乱欲死方》作"两肘头"。

⑤ 宍：同"肉"。四库本作"穴"，《外台秘要》卷六《霍乱杂灸法》作"空"；《医心方》卷十一《治霍乱欲死方》无此字，并可通。

⑥ 不治者：《外台秘要》卷六《霍乱杂灸法》作"无不活者"，当从。

又方：浓煮竹叶汤五六升，令灼已转筋处。

又方：取楠若樟木大如掌者，削之，以水三升，煮三沸，去滓，令灼之也。

又方：服干姜屑三方寸匕。

又方：取蓼若叶，细切二升，水五升，煮三沸，顿服之。煮干苏若生苏汁，即亦佳。

又方：小蒜一升，咬咀，以水三升，煮取一升，顿服之。

又方：以暖汤渍小蒜五升许，取汁服之，亦可。

又方：以人血合丹服，如梧子大，二丸。

又方：生姜一斤，切，以水七升，煮取二升，分为三服。

又方：取卖解家①机上垢，如鸡子大，温酒服之，瘥。

又方：饮竹沥少许，亦瘥。

又方：干姜二两，甘草二两，附子一两。水三升，煮取一升，纳猪胆一合相和，分为三服。

又方：芦蓬茸一大把，浓煮，饮二升，瘥。

若转筋，方

烧铁令赤，以灼踵白肉际上近后，当纵铁，以随足为留停②，令成疮，两足皆尔，须臾间，热入腹，不复转筋，便愈。可脱刀烧虾尾用之，即瘥。

又方：煮苦酒三沸以摩之，合少粉尤佳。以絮胎缚，从当膝下至足③。

又方：烧栀子二七枚，研末服之。

又方：桂，半夏等分，末，方寸匕，水一升和，服之瘥。

---

① 卖解家：指表演杂耍、杂技的人。

② 当纵……留停：似指将烙铁浮动于足部热灼。"纵铁"，《普济方》卷二百三作"从铁"。

③ 以絮……至足：《外台秘要》卷六《霍乱转筋方》作"又以绵缠膝，下至足"。"从当"二字似当乙作"当从"。

又方：生大豆屑，酒和服，方寸匕。

又方：烧蜈蚣膏，傅之即瘥。

若转筋入肠①中，如欲转者

取鸡矢白一寸②，水六合，煮三沸，顿服之，勿令病者知之。

又方：苦酒煮衣絮，絮中令温，从转筋处裹之。

又方：烧编荐索③三撮，仍酒服之，即瘥。

又方：釜底黑末，酒服之，瘥。

若腹中已转筋者

当倒担病人头在下，勿使及地，腹中平乃止。

若两臂脚④及胸胁转筋

取盐一升半，水一斗，煮令热灼灼尔，渍手足；在胸胁者，汤洗之。转筋入腹中，倒担病人，令头在下，腹中平乃止。若极⑤者，手引阴⑥，阴缩必死，犹在，倒担之，可活耳。

若注痢不止，而转筋入腹欲死

生姜一两累⑦，擘破，以酒升半，煮合三四沸，顿服之，瘥。

治霍乱吐下后心腹烦满。方

栀子十四枚，水三升，煮取二升，纳豉七合，煮取一升，顿服之。呕者，加橘皮二两。若烦闷，加豉一升，甘草一两，蜜一升，增水二升，分为三服。

治霍乱烦躁，卧不安稳，方

① 肠：《外台秘要》卷六《霍乱转筋方》、《医心方》卷十一《治霍乱转筋方》并作"腹"。义长。

② 一寸：《外台秘要》卷六《霍乱转筋方》作"一方寸匕"，较是。

③ 编荐索：编垫席的绳。荐，垫席。

④ 脚：小腿。

⑤ 极：引申指病重。《外台秘要》卷六《霍乱转筋方》、《医心方》卷十一《治霍乱转筋方》并作"剧"。

⑥ 手引阴：《外台秘要》卷六《霍乱转筋方》、《医心方》卷十一《治霍乱转筋方》无"手"字。

⑦ 累：生姜相连生长者为一累。

葱白二十茎，大①枣二十枚。水三升，煮取二升，顿服之。

治霍乱吐下后，大渴多饮则杀人，方

以黄米五升，水一斗，煮之，令得三升，清澄，稍稍饮之，莫饮余物也。

崔氏云理中丸方

甘草三两，干姜、人参、白术各一两。捣下筛，蜜丸如弹丸。觉不住②，更服一枚，须臾，不瘥，仍温汤一斗，以麋肉中服之，频频三五度，令瘥。亦可用酒服。

四顺汤，治吐下腹干呕，手足冷不止

干姜、甘草、人参，附子各二两。水六升，煮取三升半，分为三服。若下不止，加龙骨一两。腹痛甚，加当归二两。《胡洽》用附子一枚，桂一两。人霍乱亦不吐痢，但四支脉沉，肉冷汗出渴者，即瘥。

厚朴汤，治烦呕腹胀

厚朴四两炙，桂二两，枳实五枚炙，生姜三两。以水六升，煮取二升，分为三服。

凡此汤四种，是霍乱诸患皆治之，不可不合也。霍乱若心痛尤甚者，此为挟毒，兼用中恶方治之。

附方

孙真人治霍乱。

以胡椒三四十粒，以饮吞之。

《斗门方》治霍乱。

用黄杉木劈开作片一握，以水浓煎一盏服之。

《外台秘要》治霍乱烦躁。

烧乱发如鸡子大，盐汤三升，和服之。不吐，再服。

又方：治霍乱腹痛吐痢。

---

① 大：原作"夫"，据文义改。
② 住：疑当作"佳"。

取桃叶三升，切，以水五升，煮取一升三合，分温二服。

《梅师方》治霍乱心痛，利，无汗。

取梨叶枝一大握，水二升，煎取一升服。

又方：治霍乱后，烦躁，卧不安稳。

葱白二十茎，大枣二十枚。以水三升，煎取二升，分服。

《兵部手集》救人霍乱颇有神效。

浆水稍酸味者煎干姜屑，呷①之。夏月腹肚不调，煎呷之，瘥。

《孙用和》治大泻霍乱不止。

附子一枚，重七钱，炮，去皮脐，为末，每服四钱，水两盏，盐半钱，煎取一盏，温服立止。

《集效方》治吐泻不止，或取转，多四肢发厥，虚风，不省人事，服此，四肢渐暖，神识便省。

回阳散：天南星为末，每服三钱，入京枣三枚，水一盏半，同煎至八分，温服。未省再服。

《圣惠方》治霍乱转筋垂死。

败蒲席一握，细切，浆水一盏，煮汁，温温顿服。

又方：治肝虚转筋。

用赤蓼茎叶，切，三合，水一盏，酒三合，煎至四合，去滓，温分二服。

又方：治肝风虚转筋入腹。

以盐半斤，水煮少时，热渍之，佳。

《孙尚药》治脚转筋，疼痛挛急者。

松节一两细剉如米粒，乳香一钱。上件药，用银石器内，慢火炒令焦，只留三分性，出火毒，研细，每服一钱至二钱，热木瓜酒调下。应时筋病皆治之。

《古今录验》方治霍乱转筋。

---

① 呷（xiā 虾）：吸饮，喝。

取蓼一手把，去两头，以水二升半，煮取一升半，顿服之。

治伤寒时气温病方第十三

治伤寒①及时气②温病③及头痛，壮热脉大，始得一日，方

取旨兑④根、叶合捣三升许，和之真丹一两，水一升，合煮，绞取汁，顿服之，得吐便瘥。若重，一升尽服，厚覆取汗，瘥。

又方：小蒜一升，捣取汁三合，顿服之。不过，再作，便瘥。

又方：乌梅二七枚，盐五合。以水三升，煮取一升，去滓，顿服之。

又方：取生杼⑤木，削去黑皮，细切，里白一升，以水二升五合煎，去滓，一服八合，三服，瘥。

又方：取术丸子二七枚，以水五升，挼⑥之令熟，去滓，尽服汁，当吐下，愈。

又方：鸡子一枚，着冷水半升，搅与和，乃复煮三升水，极令沸，以向⑦所和水，投汤中，急搅令相得，适寒温，顿服取汗。

又方：以真丹涂身令遍，面向火坐，令汗出，瘥。

又方：取生蘘荷根、叶合捣，绞取汁，服三四升。

又方：取干艾三斤，以水一斗，煮取一升，去滓，顿服取汗。

又方：盐一升食之，以汤送之，腹中当绞吐，便覆取汗，便瘥。

又方：取比轮钱一百五十七枚，以水一斗，煮取七升，服汁尽

---

① 伤寒：感受风寒之邪，以恶寒、头身痛、脉浮紧为主症的病证。
② 时气：季节性发作的传染性疾病。
③ 温病：多种外感热病的总称。
④ 旨兑：不详。《普济方》卷一百四十八《时气门》同方作"小蒜"。
⑤ 杼：古同"梓"。
⑥ 挼(ruó)：揉搓。
⑦ 向：先前。

之。须臾，复以五升水，更煮令得一升，以水二升投中合，令得三升，出钱饮汁，当吐毒出也。

又方：取猪膏如弹丸者，温服之，日三服，三日九服。

又方：乌梅三十枚去核，以豉一升，苦酒三升，煮取一升半，去滓，顿服。

又，伤寒有数种，人不能别，令一药尽治之者，若初觉头痛、肉热、脉洪，起一二日，便作葱豉汤

用葱白一虎口，豉一升，以水三升，煮取一升，顿服取汗。不汗，复更作，加葛根二两，升麻三两，五升水，煎取二升，分再服，必得汗。若不汗，更加麻黄二两。又，用葱汤研米二合，水一升，煮之少时，下盐、豉，后纳葱白四物，令火煎取三升，分服取汗也。

又方：豉一升，小男溺三升，煎取一升，分为再服，取汗。

又方：葛根四两，水一斗，煎取三升，乃纳豉一升，煎取升半，一服。捣生葛汁，服一二升，亦为佳也。

若汗出不歇，已三四日，胸中恶，欲令吐者

豉三升，水七升，煮取二升半，去滓，纳蜜一两，又煮三沸，顿服，安卧，当得吐，不瘥，更服取瘥。秘法，传于子孙也。

又方：生地黄三斤，细切，水一斗，煮取三升，分三服。亦可服藜芦吐散及苦参龙胆散。

若已五六日以上者

可多作青竹沥，少煎令减，为数数①饮之，厚覆取汗。

又方：大黄、黄连、黄檗、栀子各半两。水八升，煮六七沸，纳豉一升，葱白七茎，煮取三升，分服。宜老少。

又方：苦参二两，黄芩二两，生地黄半斤。水八升，煮取一升，分再服。或吐下毒，则愈。

若已六七日，热极，心下烦闷，狂言见鬼，欲起走

① 数数：频频。

用干茱萸三升，水二升，煮取一升后，去滓，寒温①服之，得汗便愈。此方恐不失，必可用也，秘之。

又方：大蚓一升破去②，以人溺煮令熟，去滓服之。直③生绞汁及水煎之，并善。又，绞粪汁，饮数合至一二升，谓之黄龙汤，陈久者佳。

又方：取白犬，从背破取血，破之多多为佳，当及热以薄胸上，冷乃去之。此治垂死者活。无白犬，诸纯色者亦可用之。

又方：取桐皮削去上黑者，细擘之，长断，令四寸一束，以酒五合，以水一升，煮取一升，去滓，顿服之。当吐下青黄汁数升，即瘥。

又方：鸡子三枚，芒硝方寸匕。酒三合，合搅，散消尽，服之。

又方：黄连三两，黄檗、黄芩各二两，栀子十四枚。水六升，煎取二升，分再服，治烦呕不得眠。

【点评】此即黄连解毒汤也，方名首著于《外台秘要》引《崔氏方》，故后世多误谓其出自《外台秘要》，实最早记载于此。

治时气行④，垂死破棺。千金煮汤

苦参一两，㕮咀，以酒二升半，旧方用苦参酒⑤煮，令得一升半，去滓，适寒温，尽服之。当间苦寒⑥吐毒如溶胶，便愈。

又方：大钱百文，水一斗，煮取八升，纳麝香当门子李子大，末，稍稍与饮至尽，或汗，或吐之。

---

① 寒温：当作"适寒温"。
② 破去：蓝川慎谓当作"破去土"。
③ 直：亦作"直尔"，径直地。
④ 时气行：似当作"时气天行"。
⑤ 苦参酒：似当作"苦酒"，与上文"酒"相对。《外台秘要》卷三《天行病发汗等方》正作"苦酒"。
⑥ 当间苦寒：蓝川慎谓当作"当(尝)闻苦参"，可参。《证类本草·苦参》正作"当闻苦参"。

治温毒发斑，大疫难救，黑膏

生地黄半斤，切碎，好豉一升，猪脂二斤，合煎五六沸，令至三分减一，绞去滓，末雄黄、麝香如大豆者，纳中搅和，尽服之。毒从皮中出，即愈。

又方：用生虾蟆，正尔①破腹去肠，乃捣吞食之。得五月五日干者，烧末，亦佳矣。

黑奴丸

《胡洽》《小品》同，一名水解丸，又一方加小麦黑勃②一两，名为麦奴丸。支③同此注。

麻黄二两，大黄二两，黄芩一两，芒硝一两，釜底墨一两，灶突墨二两，梁上尘二两。捣，蜜丸如弹丸，新汲水五合，末一丸，顿服之。若渴，但与水，须臾寒，寒了汗出便解。日移五尺不觉，更服一丸。此治五六日，胸中大热，口噤，名为坏病，不可医治，用此黑奴丸。

又方：大青四两，甘草、胶各二两，豉八合。以水一斗，煮二物，取三升半，去滓，纳豉煮三沸，去滓，乃纳胶，分作四服，尽，又合此。治得至七八日，发汗不解及吐下大热，甚佳。

又方：大黄三两，甘草二两，麻黄二两，杏人三十枚，芒硝五合，黄芩一两，巴豆二十粒熬。捣，蜜丸和，如大豆，服三丸，当利毒。利不止，米饮止之。家人视病者，亦可先服取利，则不相染易也。此丸亦可预合置。

麻黄解肌④一二日便服之

麻黄、甘草、升麻、芍药、石膏各一两，杏人三十枚，贝齿三枚末之。以水三升，煮取一升，顿服，覆取汗出，即愈，便食豉粥补虚，

---

① 正尔：亦作"直尔"。径直地。
② 黑勃：一名小麦奴，即霉麦，为麦散黑粉菌寄生在麦穗上形成的孢子堆。
③ 支：晋代医僧支法存。其先辈为胡人，后移居广州。所著有《申苏方》5卷，已佚。
④ 麻黄解肌：当作"麻黄解肌汤"。

即宜也。

又方：麻黄二两，芩、桂各一两，生姜三两。以水六升，煮取二升，分为四服。

亦可服葛根解肌汤

葛根四两，芍药二两，麻黄、大青、甘草、黄芩、石膏、桂各一两，大枣四枚。以水五升，煮取二升半，去滓，分为三服，微取汗。

二日已上至七八日不解者，可服小柴胡汤

柴胡八两，人参、甘草、黄芩各三两，生姜八两_{无者，干姜三两}，半夏五两_{汤洗之}，大枣十二枚。水九升，煮取二升半，分为三服。微覆取汗半日，须臾便瘥。若不好，更作一剂。

若有热实，得汗不解，复满痛、烦躁、欲谬语者，可服大柴胡汤。方

柴胡半斤，大黄二两，黄芩三两，芍药二两，枳实十枚，半夏五两_{洗之}，生姜五两，大枣十二枚。水一斗，煮取四升，当分为四服，当微利也。

此四方最第一急须者，若幸可得药，便可①不营②之，保无死忧。诸小治为防以③穷极耳。

若病失治，及治不瘥，十日已上，皆名坏病，唯应服大小鳖甲汤。此方药分两乃少而种数多，非备急家所办，故不载。凡伤寒发汗，皆不可使流离④过多，一服得微汗，汗洁⑤便止。未止，粉之，勿当风。

初得伤寒，便身重腰背痛，烦闷不已，脉浮，面赤，斑斑如锦文，喉咽痛，或下痢，或狂言欲走，此名中阳毒，五日可治，过此

---

① 可：《外台秘要》卷三《天行病发汗等方》作"不可"，义长。

② 营：营求。

③ 防以：《外台秘要》卷三《天行病发汗等方》作"以防"，义长。

④ 流离：大汗淋漓貌。

⑤ 洁：此指汗出尽。

死，宜用此方

雄黄、甘草、升麻、当归、椒、桂各一分。水五升，煮取二升半，分二服，温覆取汗，服后不汗，更作一剂。

若身重背强蛰蛰①**如被打，腹中痛，心下强，短气呕逆，唇青面黑，四肢冷，脉沉细而紧数，此名中阴毒，五日可治，过此死，用此方**

甘草、升麻各二分，当归、椒各一分，鳖甲一两。以水五升，煮取二升半，分三服。温覆取汗，汗不出，汤煮更作也。

阴毒伤②**，口鼻冷者**

干姜、桂各一分，末，温酒三合，服之，当大热，瘥。

凡阴阳二毒，不但初得便尔，或一二日变作者，皆以今药治之，得此病多死。

治热病不解，而下痢困笃欲死者，服此大青汤。方

大青四两，甘草三两，胶二两，豉八合，赤石脂三两。以水一斗，煮取三升，分三服，尽更作，日夜两剂，愈。

又方：但以水五升，豉一升，栀子十四枚，韭白一把，煮取三升半，分为三服。

又方：龙骨半斤，捣碎，以水一斗，煮取五升，使极冷，稍稍饮，其间或得汗，即愈矣。

又方：黄连、当归各二两，干姜一两，赤石脂二两。蜜丸如梧子，服二十丸，日三夜再。

又方：黄连二两，熟艾如鸭卵大。以水二斗，煮取一升，顿服，立止。

天行③**诸痢悉主之**

黄连三两，黄檗、当归、龙骨各二两。以水六升，煮取二升，去滓，入蜜七合，又火煎取一升半，分为三服，效。

---

① 蛰蛰：似当作"蜇蜇"，刺痛貌。
② 阴毒伤：当作"阴毒伤寒"。
③ 天行：即时气。

天行毒病，挟热腹痛，下痢

升麻、甘草、黄连、当归、芍药、桂心、黄檗各半两。以水三升，煮取一升，服之，当良。

天行四五日，大下热痢

黄连、黄檗各三两，龙骨三两，艾如鸡子大。以水六升，煮取二升，分为二服。忌食猪肉、冷水。

若下脓血不止者

赤石脂一斤，干姜一两，粳米一升。水七升，煮米熟，去滓，服七合，日三。

又方：赤石脂一斤，干姜二两。水五升，煮取三升，分二服，若绞脐痛，加当归一两，芍药二两，加水一升也。

若大便坚闭，令利者

大黄四两，厚朴二两，枳实四枚。以水四升，煮取一升二合，分再服，得通者，止之。

若十余日不大便者，服承气丸

大黄、杏人各二两，枳实一两，芒硝一合。捣，蜜和丸如弹丸，和汤六七合服之，未通更服。

若下痢不能食者

黄连一升，乌梅二十枚，炙燥，并得捣末，蜡如棋子大，蜜一升，合于微火上，令可丸，丸如梧子大，一服二丸，日三。

若小腹满，不得小便，方

细末雌黄，蜜和丸，取如枣核大，纳溺孔中，令①半寸；亦以竹管注阴，令痛嗍②之，通。

【点评】本方以小竹管捅入尿道，是导尿术的最早记载。

---

① 令：《外台秘要》卷二《伤寒小便不利方》作"令入"，义长。
② 嗍（suō 唆）：原作"朔"，据文义改。嗍，吮吸，亦作"嗽"。

又方：末滑石三两，葶苈子一合。水二升，煮取七合，服。

又方：捣生葱，薄小腹上，参①易之。

治胸胁痞满，心寒气鬲，喘急。方

人参、术各一两，枳实二两，干姜一两。捣，蜜和丸，一服一枚。若嗽，加栝蒌二两；吐，加牡蛎二两。日夜服五六丸，不愈更服。

毒病攻喉咽肿痛，方

切当陆，炙令热，以布藉喉，以熨布上，冷复易。

又方：取真蔺茹②爪甲大，纳口中，以牙小嚼汁，以渍喉，当微觉异为佳也。

毒病后攻目，方

煮蜂窠以洗之，日六七度，佳。

又方：冷水渍青布以掩之。

若生翳③者

烧豉二七粒，末，纳管鼻中以吹之。

治伤寒呕不止，方

甘草一两，升麻半两，生姜三两，橘皮二两。水三升，煮取二升，顿服之，愈。

又方：干姜六分，附子四分末。以苦酒丸，如梧子大，一服三丸，日三服。

治伤寒哕不止方

甘草三两，橘皮一升。水五升，煮取三升，分服，日三，取瘥。

又方：熟洗半夏，末服之，一钱一服。

又方：赤苏一把，水三升，煮取二升，稍稍饮。

---

① 参：同"叁"。蓝川慎谓当作"燥"。燥，"燥"的俗字。《外台秘要》卷二《伤寒小便不利方》引崔氏作"燥"。

② 蔺(lǘ 驴)茹：当作"蔺茹"。中药名。

③ 翳：目翳。黑睛浑浊或有病变瘢痕。

又方：干姜六分，附子四分。末，苦酒丸，如梧子大，服三丸，日三服。

比岁①有病时行，仍发疮，头面及身，须臾周匝②，状如火疮，皆戴白浆，随决随生，不即治，剧者多死。治得瘥后，疮瘢紫黑，弥岁方减，此恶毒之气。世人云：永徽四年③，此疮从西东流，遍于海中，煮葵菜，以蒜齑啖之，即止。初患急食之，少饭下菜亦得。以建武④中于南阳击虏所得，仍呼为虏疮，诸医参详作治，用之有效。方

取好蜜通身上摩，亦可以蜜煎升麻⑤，并数数食。

又方：以水浓煮升麻，绵沾洗之，苦酒渍弥好，但痛难忍。

【点评】虏疮即天花，本条是世界上对此病的最早记载。文中记述了此病传入与流行情状、症状表现，及医家对疗法所做的探索，是难得的宝贵医史资料。

其余治犹依伤寒法，但每多作毒意防之，用地黄黑膏亦好。
治时行病发黄方
茵陈六两，大黄二两，栀子十二枚。以水一斗，先洗茵陈，取五升，去滓，纳二物，又煮取三升，分四服。亦可兼取黄疸中杂治法，瘥。

比岁又有虏黄病，初唯觉四体沉沉不快，须臾见眼中黄，渐至面黄及举身皆黄，急令溺白纸，纸即如檗染者，此热毒已入内，急治之。若初觉，便作瓜蒂赤豆散，吹鼻中，鼻中黄汁出数升者，多瘥。

---

① 比岁：近年。
② 周匝：满布。
③ 永徽四年：公元655年。"永徽"是唐高宗年号。参见本书《全书点评》。
④ 建武：东汉光武帝、东晋元帝、后赵石虎、晋惠帝、西燕慕容忠、齐明帝皆曾用此年号，本处所指不详。其中齐明帝建元于494年，与永徽四年较近。
⑤ 蜜煎升麻："麻"下《备急千金要方》卷十《伤寒杂治》有"摩之"二字，《外台秘要》卷三《天行发斑方》有"数数拭之"四字，当参补。与下文"并"字相合。

若已深，应看其舌下两边，有白脉弥弥①处，芦刀割破之，紫血出数升，亦歇。然此须惯解②割者，不解割，忽伤乱舌下青脉，血出不止，便杀人。方：可烧纺轳铁③，以灼此脉令焦，兼瓜蒂杂巴豆捣为丸服之，大小便亦去黄汁，破灼已后，禁诸杂食。

【点评】虏黄病即今之急性黄疸肝炎，其病名、症状及治法首见于此。

又云：有依黄、坐黄，复须分别之。方
切竹，煮饮之，如饮④。

又方：捣生瓜根，绞取汁，饮一升至二三升。

又方：醋酒浸鸡子一宿，吞其白数枚。

又方：竹叶切五升，小麦七升，石膏三两末，绵裹之。以水一斗五升，煮取七升，一服一升，尽吃即瘥也。

又方：生葛根汁二升，好豉一升，栀子三七枚，茵陈切一升。水五升，煮取三升，去滓，纳葛汁，分为五服。

又方：金色脚鸡，雌鸡血在⑤，治如食法，熟食肉饮汁令尽，不过再作。亦可下少盐豉，佳。

治毒攻手足肿，疼痛欲断。方
用虎杖根，剉，煮，适寒温，以渍足，令踝上有尺许水，止之。

又方：以稻穰灰汁渍足。

又方：酒煮苦参以渍足，瘥。

又方：盐豉及羊尿一升，捣令熟，以渍之。

---

① 弥弥：胀大貌。
② 解：懂，明了。
③ 纺轳铁：不详，似为纺车的零件。《普济方》卷一百五作"纺铁"，无"轳"字。
④ 如饮：道藏本、四库本并同，与上下文不谐，疑误。六醴斋本无此二字。
⑤ 雌鸡血在：文义不属。《医心方》卷十四第十引《小品方》有"取鸡雌雄无在"语，则此亦应作"雌雄无在"，义为不拘雌雄。

又方：细剉黄檗五斤，以水三斗，煮，渍之。亦治攻阴肿痛。

又方：作坎令深三尺，少容①两足，烧坎令热，以酒灌坎中，着履踞②坎中，壅勿令泄。

又方：煮羊桃汁渍之，杂少盐豉尤好。

又方：煮马矢若羊矢汁，渍。

又方：猪膏和羊矢涂之，亦佳。

又方：以牛肉裹肿处，肿消痛止。

又方：捣常思草，绞取汁，以渍足。

又方：猪蹄一具，合葱煮，去滓，纳少盐，以渍之。

毒病下部生疮者

烧盐以深导③之，不过三。

又方：生漆涂之，绵导之。

【点评】此二方及下面"煮桃皮"等方，是对疮痈引流术的最早记载，至今临床习用纱布引流法。

又方：大丸艾灸下部，此谓穷无药。

又方：取蚓三升，以水五升，得二升半④，尽服之。

又方：煮桃皮，煎如饴，以绵合导之。

又方：水中荇菜，捣，绵裹导之，日五易，瘥。

又方：榉皮、槲皮合煮汁，如饴⑤糖，以导之。又，浓煮桃皮饮之，最良。

又方：捣蛇莓汁，服三合，日三。水渍乌梅令浓，并纳崖蜜，数数饮。

---

① 少容：《外台秘要》卷三《天行热毒攻手足方》作"大小容"，义长。
② 踞：伸腿坐。
③ 导：谓将外物和药物注入脏腔内以便脓液排出的治法。
④ 得二升半："得"上当有"煮"字。
⑤ 饴：原作"粘"，据《证类本草·槲若》改。

若病人齿无色①，舌上白，或喜睡眠，愦愦②不知痛痒处，或下痢，急治下部③。不晓此者，但攻其上，不以下为意。下部生虫，虫食其肛，肛烂见五脏便死。治之方

取鸡子白，纳漆合搅，还纳壳中，仰头吞之，当吐虫，则愈。

又方：烧马蹄作灰，细末，猪脂和，涂绵以导下部，日数度，瘥。

又方：桃人十五枚，苦酒二升，盐一合，煮取六合，服之。

又方：烧艾于管中熏之，令烟入下部，中少雄黄杂妙。此方是溪温④，故尔兼取彼治法。

又有病䘌⑤下不止者

乌头二两，女萎、云实各一两，桂二分，蜜丸如桐子，水服五丸，一日三服。

治下部卒痛，如鸟啄之。方

赤小豆、大豆各一升，合捣，两囊贮，蒸之令熟，更互坐，即愈。

此本在杂治中，亦是伤寒毒气所攻故。

凡治伤寒方甚多，其有诸麻黄、葛根、桂枝、柴胡、青龙、白虎、四顺、四逆二十余方，并是至要者，而药难尽备，且诊候须明悉，别所在撰大方中，今唯载前四方，尤是急须者耳。其黄膏、赤散在辟病条中。预合，初觉患便服之。伤寒、时行、温疫，三名同一种耳，而源本小异。其冬月伤于寒，或疾行力作，汗出得风冷，至夏发，名为伤寒；其冬月不甚寒，多暖气及西风，使人骨节缓惰受病，至春发，名为时行；其年岁中有疠气兼挟鬼毒相注，名为温病。如此

---

① 齿无色：《外台秘要》卷二《伤寒䘌疮方》作"齿断(龈)无色"，义胜。

② 愦愦：昏闷貌。

③ 下部：此指肛门。

④ 溪温：古病名，即水毒病。见《诸病源候论》卷二十五《水毒候》。又称"溪毒"，指感染溪涧疫水而得的蛊病，类似现代的血吸虫病。

⑤ 䘌(nì逆)：古病名，以二阴蚀烂为主症。

诊候并相似。又贵胜雅言①，总名伤寒，世俗因号为时行，道术符刻言五温，亦复殊，大归②终止是共途也。然自有阳明、少阴，阴毒、阳毒为异耳。少阴病例不发热，而腹满下痢，最难治也。

【点评】本篇为外感病专篇，治疗伤寒、时气、温病及时行、黄疸并连及手足肿、下痢等病。本篇内容较广，篇幅为全书之冠，可以推论外感病在当时为发病频度很高的疾病。全篇内容与外感专书《伤寒论》内容有关，但更多地为应急便用的治法。而置于全篇之末的本条论述，则包含有丰富的内容。

其一，文首列出了伤寒病的 8 个代表方，其中 7 首都见于《伤寒论》，惟四顺汤今本《伤寒论》所无，则大体上可以认为古本《伤寒论》可能原有四顺汤。

其二，葛洪的"大方"中载有该类药方"二十多方"，而《肘后方》本书也收载有"尤是急须者"的"前四方"（即麻黄、葛根、桂枝、柴胡四汤剂），但今本《肘后方》中并没有这四方，说明原本《肘后方》在单验方之外，也曾收入可以救急的经方，但今本此四方已不存，当是后人传抄时所略。是因《伤寒论》已收而省，还是因为拘泥于单验之法而删经方，现已无能得知。

其三，对于伤寒、时行、温疫的异同提出了自己的看法，认为都是外感病，但因季节不同，外气有别，因而导致不同疾病，但依然"诊候并相似"。

其四，因贵胜、世俗、道术符刻用语不同，亦会产生用名差异。

附方

《必效方》治天行一二日者。麻黄一大两_{去节}。以水四升，煮，去

---

① 贵胜雅言：地位高贵者的高雅言辞。贵胜，尊贵而有地位者。
② 大归：大要。

沫，取二升，去滓，着米一匙及豉，为稀粥，取强一升①，先作熟汤浴，淋头百余碗，然后服粥，厚覆取汗，于夜最佳。

《梅师方》治伤寒汗出不解，已三四日，胸中闷叶。豉一升，盐一合。水四升，煎取一升半，分服，当吐。

《圣惠方》治伤寒四日，已呕吐，更宜吐。以苦参末，酒下二钱，得吐，瘥。

又方：治时气热毒，心神烦躁。用蓝淀②半大匙，以新汲水一盏服。

又方：治时气头痛不止。用朴硝三两，捣罗③为散，生油调涂顶上。

又方：治时气烦渴。用生藕汁一中盏，入生蜜一合，令匀，分二服。

《胜金方》治时疾热病，狂言心燥。苦参不限多少，炒黄色为末，每服二钱，水一盏，煎至八分，温服，连煎三服，有汗无汗皆瘥。

《博济方》治阴阳二毒伤寒黑龙丹：舶上硫黄一两，以柳木槌研三两日，巴豆一两，和壳记个数，用二升铛子一口，先安硫黄铺铛④底，次安巴豆，又以硫黄盖之，酽醋⑤半升已来⑥浇之，盏子盖合令紧密⑦，更以湿纸周回固济⑧缝，勿令透气，缝纸干，更以醋湿之，文武火熬，常着人守之，候里面巴豆作声数已半为度，急将铛子离火，便入臼中，急捣令细，再以少米醋并蒸饼少许，再捣，令冷，可丸如鸡头大，若是阴毒，用椒四十九粒，葱白二茎，水一盏，煎至六

---

① 强一升：一升多。
② 蓝淀：即蓝靛，古代的一种染料。
③ 罗：即"箩"，筛子一类过滤粉末物品的器物。此作动词，过筛。
④ 铛(chēng 称)：古代的一种平底浅锅。
⑤ 酽(yàn 艳)醋：浓醋。
⑥ 已来：亦作"以来"，犹言"以上""多"。
⑦ 密：原作"蜜"，据四库本改。
⑧ 固济：粘结。

分，服一丸。阳毒用豆豉四十九粒，葱白二茎，水一盏，同煎，吞一丸，不得嚼破。

《孙用和方》治阳毒入胃，下血频，疼痛不可忍。郁金五个大者，牛黄一皂荚子，别细研二味，同为散，每服用醋浆水一盏，同煎三沸，温服。

《孙兆口诀》治阴毒伤寒，手足逆冷，脉息沉细，头疼腰重，兼治阴毒、咳逆等疾，方：

川乌头、干姜等分，为粗散，炒令转色，放冷，再捣，为细散，每一钱，水一盏，盐一撮，煎取半盏，温服。

又方：治阴胜隔阳伤寒，其人必燥热而不欲饮水者是也，宜服霹雳散：附子一枚，烧为灰，存性为末，蜜水调下，为一服而愈。此逼散寒气，然后热气上行而汗出，乃愈。

《圣惠方》治阴毒伤寒，四肢逆冷，宜熨。以吴茱萸一升，酒和匀，湿绢袋二只，贮，蒸令极热，熨脚心，候气通畅匀暖即停熨，累验。

唐·崔元亮疗时疾发黄，心狂烦热，闷不认人者。取大栝楼一枚黄者，以新汲水九合浸，淘取汁，下蜜半大合，朴消八分，合搅，令消尽，分再服，便瘥。

《外台秘要》治天行病四五日，结胸满痛、壮热、身体热，苦参一两，剉，以醋二升，煮取一升二合，尽饮之，当吐，即愈。天行毒病非苦参、醋药不解，及温覆取汗，愈。

又方：救急治天行后呕逆不下食，食入即出。取羊肝如食法，作生淡食，不过三度，即止。

又方：以鸡卵一枚，煮三五沸出，以水浸之，外熟内热，则吞之，良。

《圣惠方》治时气呕逆不下食。用半夏半两汤浸洗七遍，去滑，生姜一两同剉碎。以水一大盏，煎至六分，去滓，分二服，不计时候，温服。

《深师方》治伤寒病哕不止。半夏熟洗，干，末之，生姜汤服一钱匕。

《简要济众》治伤寒咳噫①不止及哕逆不定。

香②一两，干柿蒂一两，焙干，捣末，人参煎汤下一钱，无时服。

《外台秘要》治天行毒病，衄鼻是热毒，血下数升者。好墨末之，鸡子白丸如梧子，用生地黄汁，下一二十丸，如人行五里，再服。

又，疗伤寒已八九日至十余日，大烦渴，热胜而三焦有疮䘌者，多下；或张口吐舌呵吁，目烂，口鼻生疮，吟语③不识人，除热毒止痢方：

龙骨半斤，碎，以水一斗，煮取四升，沉之井底令冷，服五合，渐渐进之，恣意饮，尤宜老少。

《梅师方》治热病后下痢，脓血不止，不能食。

白龙骨，末，米饮调方寸匕服。

《食疗》治伤寒热毒下血。羚羊角，末，服之，即瘥。又疗疝气。

《圣惠方》治伤寒狐惑，毒蚀下部，肛外如䘌，痛痒不止。雄黄半两，先用瓶子一个，口大者，纳入灰，上如装香火，将雄黄烧之，候烟出，当病处熏之。

又方：主伤寒下部生䘌疮。用乌梅肉三两，炒令燥，杵为末，炼蜜丸，如梧桐子大，以石榴根皮煎汤，食前下十丸。

《外台秘要》方，崔氏疗伤寒手足疼欲脱。取羊屎煮汁以灌之，瘥止。亦疗时疾，阴囊及茎热肿。亦可煮黄檗等洗之。

《梅师方》治伤寒发豌豆疮，未成脓。研芒消，用猪胆和涂

---

① 咳噫(ài ài 艾艾)：呃逆嗳气。此偏指呃逆，即打嗝。"咳"同"呃"。《集韵》："噫、欬，乙界切。《说文》：'饱食息也'。或作欬，通作餩。"按，此"咳"音义同"噫"。疑古人已不明此关系，因而二字连用。

② 香：四库本作"丁香"。

③ 吟语：语默不言。吟，同"噤"。

上，效。

《经验后方》治时疾发豌豆疮及赤疮子未透，心烦狂躁，气喘妄语，或见鬼神。

龙脑一钱，细研，旋滴猪心血和丸，如鸡头肉大，每服一丸，紫草汤下，少时心神便定，得睡，疮复发透，依常将息取安。

《药性论》云：虎杖治大热烦躁，止渴利小便，压一切热毒。暑月和甘草煎，色如琥珀可爱堪着，尝之甘美，瓶置井中，令冷彻如水，白瓷器及银器中贮，似茶啜之，时人呼为冷饮子，又且尊于茗，能破女子经候不通，捣以酒浸，常服。有孕人勿服，破血。

【点评】本篇包含对多种痢疾及其变证的治疗。对痢疾的认识可追溯至《内经》中所载肠澼、赤沃等。《肘后方》之前，人们将痢疾与泄泻统称"下利"，不做区分。"利"既为病，则字亦或作"痢"。而后则有将"利""痢"二字分别用于泄泻与痢疾的。本书可能是这种分工使用的先行者，即将"痢"专用指痢疾。后世因之，遂使"痢疾"成为通用名（另《千金方》称之为"滞下"，亦广有影响）。不仅如此，葛洪还指出此病病因为外感时邪疫毒（"天行"），从而将其与一般性泄泻下利区别开来，这是一个重要的突破。

治时气病起诸劳复①方第十四

凡得毒病愈后，百日之内，禁食猪、犬、羊肉，并伤血；及肥鱼久腻、干鱼，则必大下痢，下则不可复救。又，禁食面食、胡蒜、韭

---

① 劳复：原作"复劳"，据文义改。劳复，病名，外感病初愈，未加慎护，过早劳作或房室而致病复之谓。

薤、生菜、虾鳝①辈，食此多致复发则难治，又令到他年数发也。

治笃病新起早劳及食饮多致欲死，方

烧鳖甲，服方寸匕。

又方：以水服胡粉少许。

又方：粉三升，以暖水和服之，厚覆取汗。

又方：干苏一把，水五升，煮取二升，尽服之。无干者，生亦可用，加生姜四两，豉一升。

又方：鼠矢两头尖者二七枚，豉五合。以水三升，煎半，顿服之，可服，温覆取汗，愈。有麻子人纳一升，加水一升，弥②良。亦可纳枳实、葱白一虎口也。

又方：取伏鸡子③壳碎之，熬令黄黑，细末，热汤服一合，温覆取汗。

又方：大黄、麻黄各二两，栀子人十四枚，豉一升。水五升，煮取三升，分再服，当小汗及下痢。

又方：浓煮甘皮服之，芦根亦佳。

觉④多而发复方：烧饭筛末，服方寸匕，良。

治交接劳复，阴卵肿，或缩入腹，腹中绞痛或便绝。方

烧妇人月经衣，服方寸匕。

又方：取豚子一枚，撞之三十六，放于户中，逐使喘极，乃刺胁下取血一升，酒一升，合和饮之。若卒无者，但服血，慎勿便⑤冷，应用豭豚⑥。

又方：取所交接妇人衣，覆男子上一食⑦久，活之。

---

① 鳝：原作"鮆"，当作"鯹"，同"鳝"，据常例改。

② 弥：原作"稝"，据道藏本、六醴斋本改。

③ 伏鸡子：即在孵育的鸡蛋。伏，鸟类伏在卵上孵育小鸟，今作"孵"。

④ 觉：四库本、六醴斋本作"食"。蓝川慎认为当作"觉食"二字。

⑤ 便：四库本作"使"。

⑥ 豭(jiā 加)豚：公猪。

⑦ 一食：一顿饭的时间。

又方：取猳豚胫及血，和酒饮之，瘥。

又方：刮青竹茹二升，以水三升，煮令五六沸，然后绞去滓。以竹茹汤温服之。此方亦通治劳复。

又方：矾石一分，消三分，末，以大麦粥清，可方寸匕，三服，热毒随大小便出。

又方：取蓼子一大把，水挼取汁，饮一升。干者，浓取汁①服之。葱头捣，以苦酒和服，亦佳。

又方：蚯蚓数升②，绞取汁，服之良。

若瘥③后，病男接④女，病女接男。安者阴易⑤，病者发复⑥，复者亦必死。

卒阴易病，男女温病瘥后，虽数十日，血脉未和，尚有热毒，与之交接者，即得病，曰阴易。杀人甚于时行，宜急治之。令⑦人身体重，小腹急，热上冲⑧胸，头重不能举，眼中生眵⑨，膝胫拘急欲死。方

取妇人裈⑩亲阴上者，割取烧末，服方寸匕，日三，小便即利，而阴微肿者，此当愈。

得童女裈亦良，若女病，亦可用男裈。

又方：鼠矢两头尖者二七枚，蓝一把，水五升，煮取二升，尽服之，温覆取汗。

---

① 浓取汁：蓝川慎谓当"浓"下脱"煮"字。可参。
② 数升：《证类本草·蚯蚓》引《百一方》作"数条"。义长。
③ 瘥：六醴斋本作"病瘥"。
④ 接：交接。
⑤ 安者阴易：六醴斋本作"病名阴阳易"。阴易，通称"阴阳易"。古人指外感病未恢复而通过房事传给对方的病证。
⑥ 病者发复：六醴斋本无"者发复"三字。
⑦ 令：四库本作"治"。
⑧ 冲：原作"肿"，据《伤寒论》卷七《辨阴阳易瘥后劳复病脉证并治》、《医心方》卷十四《治伤寒交接劳复方》改。
⑨ 眵(miè 灭)：眵眵。即眼屎。
⑩ 裈(kūn 捆)：同"裩"，内裤。

又方：蚯蚓二十四枚，水一斗，煮取三升，一服，仍取汗，并良。

又方：末干姜四两，汤和顿服，温覆取汗，得解止。

又方：男初觉，便灸阴①三七壮，若已尽，甚至百壮，即愈。眼无妨，阴道疮复常。

两男两女，并不自相易，则易之为名，阴阳交换之谓也。

凡欲病人不复

取女人手足爪二十枚，又取女中下裳带一尺，烧灰，以酒若米饮服之。

大病瘥后，小劳便鼻衄，方

左顾牡蛎十分，石膏五分。捣末，酒服方寸匕，日三四，亦可蜜丸服，如梧子大，服之。

大病瘥后，多虚汗，及眠②中流汗，方

杜仲、牡蛎分等，暮卧水服，五匕则停，不止更作。

又方：甘草二两，石膏二两。捣末，以浆服方寸匕，日二服，瘥。

又方：龙骨、牡蛎、麻黄根，末，杂粉以粉身，良。

又，瘥复虚烦不得眠。眠③中痛疼④懊侬⑤

豉七合，乌梅十四枚。水四升，先煮梅，取二升半，纳豉，取一升半，分再服。无乌梅，用栀子十四枚亦得。

又方：黄连四两，芍药二两，黄芩一两，胶三小挺⑥。水六升，煮取三升，分三服。亦可纳乳子黄二枚。

---

① 灸阴：《外台秘要》卷三《天行阴阳易方》引《深师》类方作"灸阴头"，较长。

② 眠：原作"眼"，参下条例改。

③ 眠：原作"眼"，《医心方》卷十四《治伤寒病后汗出方》引《葛氏方》作"眠"，义长，据改。

④ 痛(yuān 渊)疼：酸疼。

⑤ 懊侬(ào náo 奥挠)：烦闷。

⑥ 挺：量词。用于挺直物。

又方：千里流水一石，扬之万度二斗半①，半夏二两洗之，秫米一升②，茯苓四两。合煮得五升，分五服。

附方

《梅师方》治伤寒瘥后，交接发动③，困欲死，眼不开，不能语，方：

栀子三十枚，水三升，煎取一升，服。

治瘴气疫疠温毒诸方第十五

辟瘟疫药干散④

大麻人、柏子人、干姜、细辛各一两，附子半两炮。捣筛，正旦⑤以井华水，举家各服方寸匕。疫极则三服，日一服。

老君神明白散⑥

术一两，附子三两，乌头四两，桔梗二两半，细辛一两。捣筛，正旦服一钱匕，一家合药，则一里无病。此带行，所遇病气皆消。若他人有得病者，便温酒服之方寸匕，亦得。病已四五日，以水三升，煮散，服一升，覆取汗出也。

赤散方

牡丹五分，皂荚五分，炙之，细辛、干姜、附子各三分，肉桂二

---

① 二斗半：《外台秘要》卷二《伤寒不得眠方》此上有"澄取"二字，义足。

② 升：原作"斗"，《外台秘要》卷二《伤寒不得眠方》作"升"，《灵枢·邪客》同，据改。

③ 发动：古俗语，指旧病复发。

④ 辟瘟疫药干散：《外台秘要》卷四《辟温方》作"《古今录验》许季山所撰干敷散"，附注云："《肘后》作'敷干'，《抱朴子》作'敷于'。"宋代赵彦卫《云麓漫钞》卷八谓即是"屠苏"之讹。

⑤ 正(zhēng 争)旦：农历正月初一。

⑥ 白散：本方又见于卷八第七十二，诸本同；《医心方》卷十四《避伤寒方》亦作"白散"。四库本处作"散白"，"白"字属下作"白术"。

分，真珠四分，蹢躅四分。捣筛为散，初觉头强邑邑①，便以少许纳鼻中，吸之取吐，温酒服方寸匕，覆眠得汗，即瘥。晨夜行，及视病，亦宜少许以纳粉，粉身佳。牛马疫，以一匕着舌下，溺灌，日三四度，甚妙也。

度瘴散，辟山瘴恶气。若有黑雾郁勃②及西南温风，皆为疫疠之候。方

麻黄、椒各五分，乌头三分，细辛、术、防风、桔梗、桂、干姜各一分。捣筛，平旦酒服一钱③匕，辟毒诸恶气，冒雾行，尤宜服之。

太乙流金④方

雄黄三两，雌黄二两，矾石、鬼箭各一两半，羖羊角二两。捣为散，三角绛囊贮一两，带心前并门户上。月旦⑤青布裹一刀圭。中庭烧温，病人亦烧熏之，即瘥。

辟天行疫疠

雄黄、丹砂、巴豆、矾石、附子、干姜分等。捣，蜜丸，平旦向日吞之一丸，如胡麻大，九日止，令无病。

常用辟温病散方

真珠、肉桂各一分，贝母三分⑥熬之，鸡子白熬令黄黑三分。捣筛，岁旦服方寸匕。若岁中多病，可月月朔望⑦服之，有病即愈。病人服者，当可大效。

---

① 邑邑：当作"色色"，酸痛貌。
② 郁勃：浓郁而盛。
③ 钱：原作"盏"，四库本、《医心方》卷十四《避伤寒方》并作"钱"，据改。
④ 太乙流金：《外台秘要》卷四《辟温方》作"太乙流金散"。
⑤ 月旦：指农历每月初一。按"月"上《备急千金要方》卷九《辟温》、《外台秘要》卷四《辟温方》并有"若逢大疫之年以"七字。《千金翼方》卷十《阴易病已后劳复》作"若逢大疫之年，以朔旦平明时"。
⑥ 贝母三分：据本书卷八第七十二篇同方，"贝母三分"下当有"杏人二分"四字。
⑦ 朔望：朔日和望日。农历每月的初一和十五。

虎头杀鬼①方

虎头骨五两，朱砂、雄黄、雌黄各一两半，鬼臼、皂荚、芜荑各一两。捣筛，以蜡蜜和如弹丸，绛囊贮，系臂，男左女右。家中悬屋四角。月朔望夜半，中庭烧一丸②。一方有菖蒲、藜芦，无虎头、鬼臼、皂荚，作散带之。

赵泉黄膏方

大黄、附子、细辛、干姜、椒、桂各一两，巴豆八十枚去心、皮。捣细，苦酒渍之一宿③。腊月猪膏二斤，煎三上三下，绞去滓，密④器贮之，初觉勃色便热⑤，如梧子大一丸，不瘥，又服。亦可火炙以摩身体数百遍，佳。并治贼风走游皮肤，并良。可预合之，便服即愈也。

单行方术⑥

西南社中柏东南枝，取暴⑦干，末，服方寸匕，立瘥。

又方：正月上寅日，捣女青屑，三角绛囊贮，系户上账前，大吉。

又方：马蹄木⑧捣屑二两，绛囊带之，男左女右。

又方：正月朔旦及七月，吞麻子、小豆各二七枚。又，各二七枚投井中。又，以附子二枚，小豆七枚，令女子投井中。

又方：冬至日，取雄赤鸡作腊，至立春煮食尽，勿分他人。二月

---

① 虎头杀鬼：《外台秘要》卷四《辟温方》引《千金》作"虎头杀鬼丸"，云《肘后方》同。当据补。

② 丸：《外台秘要》卷四《辟温方》后有"忌生物血"四字。

③ 一宿："一"字原脱，据《外台秘要》卷一《杂疗伤寒汤散丸方》补。

④ 密：原作"蜜"。《普济方》卷一五一《时气门》作"密"，据改。

⑤ 初觉勃色便热：《外台秘要》卷一《杂疗伤寒汤散丸方》、《备急千金要方》卷九《伤寒膏》并作"伤寒赤色发热"。可从。赤色，亦作"敕色""敕啬"，恶寒貌。

⑥ 单行方术：本书卷八第七十二同方无"术"字，可从删。

⑦ 暴：同"曝"，曝晒。

⑧ 马蹄木：《证类本草·马蹄》无"木"字。

一日①，取东行桑根_{大如指}，悬门户上，又人人带之。

又方：埋鹊于圊前。

断温病令不相染

着断发②仍使长七寸，盗③着病人卧席下。

又方：以绳度所住户中壁，屈绳结之。

又方：密以艾灸病人床四角，各一壮，不得令知之，佳也。

又方：取小豆，新布囊贮之，置井中三日出，举家男服十枚，女服二十枚。

又方：桃木中虫矢，末，服方寸匕。

又方：鲍鱼头，烧三指撮，小豆七枚，合末服之，女用豆二七枚。

又方：熬豉杂土④酒渍，常将服之。

又方：以鲫鱼密置⑤卧下，勿令知之。

又方：柏子人，细辛，穄⑥米，干姜三分，附子一分。末，酒服方寸匕，日服三，服十日。

又方：用麦糵⑦，服穄米、干姜_{又云麻子人}，可作三种服之。

附方

《外台秘要》辟瘟方：取上等朱砂一两，细研，白蜜和丸，如麻子大，常以太岁日平旦，一家大小，勿食诸物，面向东立，各吞三七丸，永无疾疫。

【点评】本篇专论"瘴气疫疠温毒"，大体皆为瘟疫之类。在

---

① 二月一日：《外台秘要》卷四《辟温方》作"正旦"。《备急千金要方》卷九《辟温》作"正月旦"，较是。

② 断发：《医心方》卷第十四《避伤寒病方》作"断汲水绠"。

③ 盗：偷偷地。

④ 杂土：蓝川慎谓当作"杂术"。按第七十二篇同方作"新米"二字。

⑤ 置：原作"致"，据《普济方》卷一五一《时气门》改。

⑥ 穄（jì 济）：穄子，不黏的黍类，又名"穈（méi）子"。

⑦ 糵（niè 聂）：原作"蘖"，据《普济方》卷一五一《时气门》改。麦糵，麦芽。

本篇之前，虽有关于疫病的零散论述，但缺少专治之方。本篇不但给以对治之方，更有多首方子载明有预防之功。在一定意义上说，本篇开中医防治疫病之先河。辟瘟疫药干散等多方，都是未病先服药预防之法，用药以辛热为主，体现了助阳扶正的主导思路；在服药预防之外，还运用了鼻吸药物、随带药囊、烧熏驱邪等多种特殊的用药方法。

治寒热诸疟方第十六

治疟病方

鼠妇、豆豉二七枚①，合捣令相和。未发时服二丸，欲发时服一丸。

又方：青蒿一握，以水二升渍，绞取汁，尽服之。

又方：用独父蒜②于白炭上烧之，末，服方寸匕。

又方：五月五日，蒜一片去皮、中破之、刀割，令容巴豆一枚去心、皮、纳蒜中、令合。以竹挟，以火炙之，取可热，捣为三丸。未发前服一丸。不止，复与一丸。

又方：取蜘蛛一枚芦管中，密塞管中③，以绾④颈，过发时乃解去也。

又方：日始出时，东向日再拜，毕，正长跪，向日叉⑤手，当闭气，以书墨注其管两耳中，各七注；又丹书舌上，言子日死，毕，复再拜，还去勿顾，安卧勿食，过发时断，即瘥。

又方：多煮豉汤，饮数升，令得大吐，便瘥。

又方：取蜘蛛一枚，着饭中，合丸吞之。

又方：临发时，捣大附子，下筛，以苦酒和之，涂背上。

---

① 二七枚：当作"各二七枚"。
② 独父蒜：常例当作"独头蒜"或"独子蒜"，即不分瓣的蒜。"独父蒜"得名不详。
③ 管中：此二字似衍。
④ 绾（wǎn 挽）：盘绕，系结。
⑤ 叉：原作"乂"，为"叉"俗字，故改。

又方：鼠妇虫子四枚各一，以饴糖裹之，丸服，便断，即瘥。

又方：常山捣，下筛成末三两，真丹一两白蜜和。捣百杵，丸如梧子。先发服三丸，中服三丸，临卧服三丸，无不断者。常用，效。

又方：大开口，度上下唇，以绳度心头，灸此度下头百壮，又灸脊中央五十壮，过发时，灸二十壮。

又方：破一大豆去皮，书一片作"日"字，一片作"月"字，左手持"日"，右手持"月"，吞之立愈。向日服之，勿令人知也。

又方：皂荚三两去皮，炙，巴豆二两去心、皮。捣，丸如大豆大。一服一枚。

又方：巴豆一枚去心、皮，射罔如巴豆大，枣一枚去皮。合捣成丸。先发各服一丸，如梧子大也。

又方：常山、知母、甘草、麻黄等分。捣，蜜和丸如大豆，服三丸，比①发时令过毕。

又方：常山三两，甘草半两。水酒各半升，合煮取半升，先发时一服，比发令三服尽。

又方：常山三两剉，以酒三升，渍二三日，平旦作三合服。欲呕之，临发又服二合，便断。旧酒亦佳，急亦可煮。

又方：常山三两，秫米三百粒。以水六升，煮取三升，分之服，至发时令尽。

又方：若发作无常，心下烦热。取常山二两，甘草一两半，合②以水六升，煮取二升，分再服，当快吐，仍断，勿饮食。

老疟久不断者

常山三两，鳖甲一两炙，升麻一两，附子一两，乌贼骨一两。以酒六升，渍之，小令近火，一宿成，服一合，比发可数作。

又方：藜芦、皂荚各一两炙，巴豆二十五枚。并捣，熬令黄，依法捣，蜜丸如小豆。空心服一丸，未发时一丸，临发时又一丸，勿

---

① 比：及；等到。

② 合：按，本方似与下文"无时节发者"一条重，彼条此处作"豉五合"，义长。

饮食。

又方：牛膝茎叶一把切，以酒三升服，令微有酒气，不即断，更作，不过三服而止。

又方：末龙骨方寸匕，先发一时，以酒一升半，煮三沸，及热尽服，温覆取汗，便即效。

又方：常山三两，甘草半两，知母一两。捣，蜜丸，至先发时，服如梧子大十丸，次服减七丸八丸，后五六丸，即瘥。

又方：先发二时，以炭火床下①，令脊脚极暖被覆，过时乃止。此治先寒后热者。

又方：先炙鳖甲捣末方寸匕，至时令三服尽，用火炙，无不断。

又方：常山三两，捣筛，鸡子白和之丸，空腹三十丸，去发食久三十丸，发时三十丸，或吐或否也，从服药至过发时，勿饮食。

治温疟不下食

知母、鳖甲炙、常山各二两，地骨皮三两切，竹叶一升切，石膏四两。以水七升，煮二升五合，分温三服。忌蒜、热面、猪、鱼。

治瘴疟

常山、黄连、豉熬各三两，附子二两炮。捣筛，蜜丸。空腹服四丸，欲发三丸，饮下之，服药后至过发时，勿吃食。

若兼诸痢者

黄连、犀角各三两，牡蛎、香豉各二两并熬，龙骨四两。捣筛，蜜丸，服四十丸，日再服，饮下。

无时节发者

常山二两，甘草一两半，豉五合绵裹。以水六升，煮取三升。再服，快吐。

无问年月，可治三十年者

常山、黄连各三两。酒一斗，宿渍之，晓以瓦釜煮取六升，一服

---

① 床下：似当作"置床下"。

八合，比发时令得三服，热当吐，冷当利，服之无不瘥者，半料合服得。

劳疟积久，众治不瘥者

生长大牛膝一大虎口，以水六升，煮取二升，空腹一服，欲发一服。

禳①一切疟

是日抱雄鸡，一时令作大声，无不瘥。

又方：未发，头向南卧，五心及额舌七处，闭气书"鬼"字。

咒法

发日执一石于水滨，一气咒云：智智②圆圆，行路非难，捉取疟鬼，送与河官。急急如律令。投于水，不得回顾。

治一切疟，乌梅丸方

甘草二两，乌梅肉_熬、人参、桂心、肉苁蓉、知母、牡丹各二两，常山、升麻、桃人_{去皮尖，熬}、乌豆皮_{熬膜③取皮}各三两，桃人研，欲丸入之。捣筛，蜜丸，苏屠臼捣一万杵。发日，五更酒下三十丸，平旦四十丸，欲发四十丸，不发日空腹四十丸，晚三十丸，无不瘥。徐服后十余日，吃肥肉发之也。

凡④见疟

白驴蹄二分_熬，大黄四分，绿豆三分_末，砒霜二分，光明砂半分，雄黄一分。捣，蜜丸如梧子。发日平旦冷水服二丸。七日内忌油。

附方

《外台秘要》治疟不痊。

干姜、高良姜等分，为末，每服一钱，水一中盏，煎至七分服。

《圣惠方》治久患劳疟、瘴等方：

---

① 禳（ráng 瓤）：去除。
② 智（yuān 渊）智：目不明。在此咒文中似无实义。
③ 膜：似当作"摩"。
④ 凡：原作"乞"，乃行书之讹，据文义改。

用鳖甲三两，涂酥，炙令黄，去裙为末。临发时，温酒调下二钱匕。

治疟

用桃人一百个_{去皮尖}，于乳钵中细研成膏，不得犯生水，候成膏，入黄丹三钱，丸如梧子大，每服三丸，当发日，面北，用温酒吞下。如不饮酒，井花水亦得。五月五日午时合，忌鸡、犬、妇人见。

又方：用小蒜，不拘多少，研极烂，和黄丹少许，以聚为度，丸如鸡头大，候干。每服一丸，新汲水下，面东服，至妙。

【点评】本篇专论诸疟，特别是首次记载了多发于岭南的"瘴疟"之名及其治法，应源于葛洪长期游历于岭南的生活经历。另外，青蒿治疟（本篇第2方），亦是本书首载，本条中葛洪特别强调了水渍绞汁的服用方法，此法启发了屠呦呦成功提取青蒿素。青蒿素在临床上治疗疟疾，取得了确切的效果，为现代医学做出了巨大贡献。中医传统经验方是一座巨大的宝库，其中有类似价值者或许尚有不少，这为现代科学制药提供了一个新的路径。

不过另一方面我们也应该看到，青蒿素虽然源自中药，是中药青蒿的提取物，但它毕竟已是一个现代化学药物，青蒿素的治病机制，是抑制、杀灭疟原虫，这就不再是原本作为中药青蒿的功能和作用了。而且据报道，屠呦呦团队在青蒿素的研发过程中，曾经排除了百味以上的中药具有治疟功能，也就是说，所有受试的中药几乎都没有西医的治疟效果。但是，中医治疟与西医治疟是两种完全不同的思想观念，中医思想观念中的疟疾不完全等同于西医学的疟疾，中医药治疗疟疾未必一定要通过杀灭疟原虫来实现。真正研究中医中药，就不能够用西医的观念方法，不能用西医的标准来评判，而应该以"历史依据"和"经验依据"来判断中医是否有用，这样才可能真正了解中医中药的价值与作用。

治卒发癫狂病方第十七

治卒癫疾方

灸阴茎上宛宛中三壮，得小便通，则愈。

又方：灸阴茎上三壮，囊下缝二七壮。

又方：灸两乳头三壮，又灸足大指本丛毛中七壮，灸足小指本节七壮。

又方：取葶苈一升，捣三千杵，取白犬倒悬之，以杖犬，令血出，承取以和葶苈末，服如麻子大一丸，三服取瘥。

又方：莨菪子三升，酒五升，渍之，出，曝干，渍尽酒止，捣服一钱匕，日三。勿多，益狂。

又，《小品》癫狂莨菪散

莨菪子三升，末之，酒一升，渍多日，出，捣之，以向汁和绞去滓，汤上煎，令可丸，服如小豆三丸，日三。口面当觉急，头中有虫行者，额及手足应有赤色处，如此必是瘥候。若未见，服取尽矣。

又方：末防葵①，温酒服一刀圭至二三，身润②又小不仁为候。

又方：自缢死者绳，烧三指撮，服之。

凡癫疾，发则仆地，吐涎沫，无知，强倞③起如狂，反遗粪者，难治。

治卒发狂方

烧虾蟆，捣末，服方寸匕，日三服之，酒服。

---

① 防葵：原作"房葵"，据药名常例改。

② 润：蓝川慎谓"润"通"眴"。可参。眴，肌肉瞤动。

③ 倞（jìng 劲）：原作"掠"，据《诸病源候论》卷二《五癫病候》改。强倞，同义词连用。《说文》："倞，强也。"

又方：卧其人着地，以冷水淋其面，为终日淋之。

治卒狂言鬼语方

针其足大拇指爪甲下入少许，即止。

又方：以甑带急合缚两手，火灸左右胁，握肘头文俱起，七壮[1]，须臾，鬼语[2]自道姓名，乞去，徐徐诘问，乃解手耳。

凡狂发则欲走，或自高贵称神圣，皆应备诸火灸，乃得永瘥耳。

若或悲泣呻吟者，此为邪魅，非狂，自依邪方治之

《近效方》已生蚕纸作灰，酒水任下，瘥。疗风癫也。

附方

《斗门方》治癫痫。

用艾于阴囊下谷道正门当中间，随年数灸之。

《千金方》治风癫百病。

麻人四升，水六升，猛火煮，令牙生[3]，去滓，煎取七合，旦空心服，或发或不发，或多言语，勿怪之。但人摩手足须定，凡进三剂愈。

又方：治狂邪发无时，披头大叫，欲杀人，不避水火。苦参，以蜜丸如梧子大，每服十丸，薄荷汤下。

《外台秘要》治风痫，引胁牵痛，发作则吐，耳如蝉鸣。

天门冬（去心、皮），曝干，捣筛，酒服方寸匕。若人久服，亦能长生。

《广利方》治心热风痫。

烂龙角，浓研汁，食上服二合，日再服。

---

① 以甑带……七壮：《备急千金要方》卷十四第五同条作："以甑带急合缚两手大指，便灸左右胁下，对屈肋头，两处火俱起，各七壮。"义足，可参。

② 鬼语：指使病人代鬼表述。

③ 牙生：指煮烂开裂。

《经验后方》治大人小儿久患风痫，缠喉喝嗽①，遍身风疹②，急中涎潮。

等此③药不大吐逆，只出涎水，小儿服一字④。瓜蒂不限多少，细碾为末。壮年一字，十五已下、老怯半字，早晨井花水下。一食顷含沙糖⑤一块，良久涎如水出。年深涎尽，有一块如涎布水上，如鉴矣。涎尽，食粥一两日。如吐多困甚，即咽麝香汤一盏，即止矣。麝细研，温水调下。昔天平尚书觉昏眩，即服之，取涎有效。

《明皇杂录》云：开元中有名医纪朋者，观人颜色谈笑，知病深浅，不待诊脉。帝闻之，召于掖庭中，看一宫人，每日昃则笑歌啼号，若狂疾，而足不能履地。朋视之曰：此必因食饱而大促力，顿仆⑥于地而然。乃饮以云母汤，令熟寐，觉而失所苦。问之乃言：因太华公主载诞，宫中大陈歌吹，某乃主讴，惧其声不能清且长，吃豚蹄羹，饱而当筵歌大曲，曲罢觉胸中甚热，戏于砌台上，高而坠下，久而方惺⑦，病狂，足不能及地。

治卒得惊邪恍惚方第十八

治人心下虚悸方

麻黄、半夏等分。捣，蜜丸，服如大豆三丸，日三，稍增之。半

---

① 喝嗽：亦称"呷嗽"。《诸病源候论》卷十四《呷嗽候》："呷嗽者，犹是咳嗽也。其胸膈痰饮多者，嗽则气动于痰，上搏喉咽之间，痰气相击，随嗽动息，呼呷有声，谓之呷嗽。"

② 风疹：亦称"风瘾疹"。因感受风邪皮肤上突起的瘙痒瘾疹。

③ 等此：四库本作"此等"；《普济方》卷一百《痫》两引此方，一方无"等"字，一方连行写，"等"字当属上；六醴斋本"等"作"盍"。

④ 一字：古人以铜钱抄取散药，钱面抄满药不滑脱为一钱匕，取其四分之一为一字。

⑤ 沙糖：即砂糖。《本草纲目·沙糖》"集解"引吴瑞曰："稀者为蔗糖，干者为沙糖。"

⑥ 顿仆：跌倒。

⑦ 惺：清醒。六醴斋本作"醒"。《证类本草·云母》作"苏"。

夏，汤洗去滑，干。

若惊忧怖迫逐①，**或惊恐失财，或激愤惆怅，致志气错越，心行违僻不得安定者**

龙骨、远志、茯神、防风、牡蛎各二两，甘草七两，大枣七枚。以水八升，煮取二升，分再服，日日作之，取瘥。

又方：茯苓、干地黄各四两，人参、桂各三两，甘草二两，麦门冬一升_{去心}，半夏六两_{洗滑}，生姜一斤。以水一斗，又杀乌鸡，取血及肝心，煮三升②，分四服，日三夜一。其间少食无爽，作三剂，瘥。

又方：白雄鸡一头_{治如食}③，真珠四两_切④，薤白四两。以水三升，煮取二升，宿勿食，旦悉食鸡等及饮汁尽。

又有镇心、定志诸丸，在大方中。

治卒中邪鬼，恍惚振噤⑤，**方**

灸鼻下人中及两手足大指爪甲本，令艾丸在穴上各七壮。不止，至十四壮，愈。此事本在杂治中。

治女人与邪物交通，独言独笑，悲思恍惚者

末雄黄一两，以松脂二两溶和，虎爪搅，令如弹丸，夜纳火笼中烧之，令女人侵⑥坐其上，被急自蒙，唯出头耳。一尔未瘥，不过三剂，过自断也。

又方：雄黄一两，人参一两，防风一两，五味子一升。捣筛。清旦以井水服方寸匕，三服瘥。

师往，以针五枚纳头发中，狂病者则以器贮水，三尺新布覆之，

---

① 逐：四库本同；《普济方》卷十八《征忡惊悸》引作"遂"，属下，于文较顺，当从。

② 煮三升：似当作"煮取三升"。

③ 治如食：四库本作"治如食法"，即如常规食用那样加工，义胜。治，宰杀清洗。

④ 切：此字疑误。真珠，即珍珠，蚌珠；有时亦指真朱砂。皆不可"切"。《普济方》卷十八同方作"研"，义胜。

⑤ 振噤：义同"寒噤"。因寒冷或受惊而身体震颤。

⑥ 侵：四库本作"寝"。

横大刀于上，悉乃矜庄①，呼见其人，其人必欲起走，慎勿听，因取水②一喷之一呵视③，三通，乃熟拭去水，指弹额上近发际，问欲愈乎，其人必不肯答，如此二七弹乃答。欲因杖④针刺鼻下人中近孔内侧空停针，两耳根前宛宛动中停针，又刺鼻直上入发际一寸，横针又刺鼻直上入，乃具诘问，怜怜醒悟则乃止矣。

若男女喜梦与鬼通致恍惚者

锯截鹿角屑，酒服三指撮，日三。

附方

《张仲景》主心下悸，半夏麻黄丸。二物等分，末，蜜丸如小豆，每服三丸，日三。

《简要济众方》每心脏不安，惊悸善忘，上膈风热，化痰。

白石英一两，朱砂一两，同研为散，每服半钱。食后夜卧，金银汤调下。

心中客热，膀胱间连胁下气妨，常旦⑤忧愁不乐，兼心忪者。

取莎草根二大斤，切，熬令香，以生绢袋贮之，于三大斗无灰清酒中浸之，春三月浸一日即堪服，冬十月后，即七日，近暖处乃佳。每空腹服一盏，日夜三四服之，常令酒气相续，以知⑥为度。若不饮酒，即取莎草根十两，加桂心五两，芜荑三两，和捣为散，以蜜和为丸，捣一千杵，丸如梧子大。每空腹以酒及姜蜜汤饮汁等下二十丸，日再服，渐加至三十丸，以瘥为度。

---

① 矜庄：严肃庄重。

② 水：原脱，据《普济方》卷四百十七《风癫狂》补。

③ 一呵视：四库本作"又呵视"。

④ 杖：当作"拔"，形近之讹。

⑤ 常旦：《普济方》卷十六《心实》作"常日"，可从。

⑥ 知：病愈或好转。

治中风诸急方第十九

治卒中急风，闷乱欲死方

灸两足大指下横纹中，随年壮。又别有续命汤。

若毒急不得行者

内筋急者，灸内踝；外筋急者，灸外踝上。二十壮。

若有①肿痹虚者

取白敛二分，附子一分，捣，服半刀圭，每日可三服。

若眼上睛垂②者

灸目两眦后，三壮。

若不识人者

灸季胁头各七壮。此胁小肋屈头也。

不能语者

灸第二槌③或第五槌上，五十壮（又别有不得语方，在后篇中矣）。

又方：豉、茱萸各一升，水五升，煮取二升，稍稍服。

若眼反口噤，腹中切痛者

灸阴囊下第一横理，十四壮。又别有服膏之方。

若狂走，欲研刺人，或欲自杀，骂詈不息，称鬼语者

灸两口吻头赤肉际，各一壮。又灸两肘屈中，五壮。又灸背胛中间，三壮。三日报灸④三。仓公秘法。又应灸阴囊下缝，三十壮。又别有狂邪方。

---

① 若有：本条原连属上条。蓝川慎认为"若"以下当另起，据此分段。
② 若眼上睛垂：《备急千金要方》卷八《诸风》作"眼戴精上插"，较长。
③ 槌：通"椎"，脊椎骨。
④ 报灸：重复灸。

若发狂者

取车毂①中脂如鸡子，热温淳苦酒，以投脂，甚搅，令消，服之令尽。

若心烦恍惚，腹中痛满，或时绝而复苏者

取釜下土五升，捣筛，以冷水八升和之，取汁，尽服之。口已噤者，强开，以竹筒灌之，使得下，人便愈，甚妙。

若身体角弓反张，四肢不随，烦乱欲死者

清酒五升，鸡白矢一升，捣筛，合和，扬之千遍，乃饮之，大人服一升，日三，少五合，瘥。

若头身无不痛，颠倒烦满欲死者

取头垢如大豆大，服之。并囊贮大豆，蒸熟，逐痛处熨之，作两囊，更番为佳。若无豆，亦可蒸鼠壤土，熨。

若但腹中切痛者

取盐半斤，熬令水②尽，着口中。饮热汤二升，得便吐，愈。

又方：附子六分，生姜三两切。以水二升，煮取一升，分为再服。

若手足不随方

取青布烧作烟，就小口器中熏痛处。

又方：豉三升，水九升，煮取三升，分三服。又，取豉一升，微熬，囊贮，渍三升酒中，三宿，温服，微令醉为佳。

若身中有掣痛，不仁不随处者

取干艾叶一纠③许，丸之，纳瓦甑下，塞余孔④，唯留一目⑤。以痛处着甑目下⑥，烧艾以熏之，一时间愈矣。

---

① 毂(gǔ 谷)：车轮中间插车轴的部分。
② 水：原脱，据《证类本草·食盐》条补。
③ 纠：《医心方》卷三《治中风身体不仁方》引作"斛"，当从。
④ 孔：《医心方》卷三《治中风身体不仁方》作"目"，当从。
⑤ 目：孔洞。此指甑箅(隔屉)上的孔。
⑥ 下：《医心方》卷三《治中风身体不仁方》引作"上"，当从。

又方：取朽木①削之，以水煮令浓，热灼灼尔，以渍痛处，效。

若口噤不开者

取大豆五升，熬令黄黑，以酒五升，渍取汁。以物强发口而灌之，毕，取汗。

又方：独活四两，桂二两。以酒水二升，煮取一升半，分为三服，开口与之，温卧，火炙，令取汗。

若身直不得屈伸反复者

取槐皮_{黄白者}切之，以酒共水六升，煮取二升，去滓，适寒温，稍稍服之。

又方：刮枳树皮，取一升，以酒一升，渍一宿，服五合至一升，酒尽更作，瘥。

若口喎僻者

衔奏②灸口吻口横纹间，觉火热便去艾，即愈。勿尽艾，尽艾则太过。若口左僻，灸右吻；右僻，灸左吻。又，灸手中指节上一丸，喎右灸左也。又，有灸口喎法，在此后也。

又方：取空青末，着口中，入咽即愈。姚同。

又方：取蜘蛛子摩其偏急颊车③上，候视正则止。亦可向火摩之。

又方：牡蛎、矾石、附子、灶中黄土分等。捣末，以三岁雄鸡冠血和傅，急上，持水着边，视欲还正，便急洗去药。不着更涂上，便愈。

又方：鳖甲、乌头，涂之，欲正，即揭去之。

若四肢逆冷，吐清汁，宛转④啼呼者

取桂一两，㕮咀，以水三升，煮取二升，去滓，适寒温，尽服。

---

① 朽木：《医心方》卷三《治中风身体不仁方》引作"好术"。

② 奏：《医心方》卷三《治中风口喎方》同。该书原校认为当作"棬"。棬（juàn），穿在牛鼻上的小木棍儿或小铁环，可衔于口中。此校可参。

③ 颊车：下巴骨。此指下巴。

④ 宛转：腹痛屈伸貌。

若关节痛疼

蒲黄八两，附子一两炮，合末之，服一钱匕，日三，稍增至方寸匕。

若骨节疼烦，不得屈伸，近之则痛，短气得汗①出，或欲肿者

附子二两，桂四两，术三两，甘草二两，水六升，煮取三升，分三服，汗出愈也。

若中暴风，白汗②出如水者

石膏、甘草各等分。捣，酒服方寸匕。日移一丈，辄一服也。

若中缓风，四支不收者

豉三升，水九升，煮取三升，分为三服，日二作之。亦可酒渍煮饮之。

若卒中风瘫，身体不自收，不能语，迷昧③不知人者

陈元狸骨膏至要，在备急药方中。

附方 头风头痛附

《经验方》治急中风，目瞑牙噤，无门下药者，用此末子，以中指点末，揩齿三二十，揩大牙左右，其口自开，始得下药，名开关散④。

天南星捣为末、白龙脑二件各等分，研，自五月五日午时合。患者只一字至半钱。

《简要济众》治中风口噤不开，涎潮吐方：

用皂角一挺⑤，去皮，涂猪脂，炙令黄色，为末。每服一钱匕，非时⑥温酒服。如气实脉大，调二钱匕；如牙关不开，用白梅揩齿，口开即灌药，以吐出风涎，瘥。

---

① 得汗：《医心方》卷三《治中风四支不屈伸方》作"自汗"，当从。
② 白汗：《医心方》卷三《治中风四支不屈伸方》作"自汗"，当从。
③ 迷昧：昏迷胡涂。
④ 开关散：三字原在下行行首，据文义移。
⑤ 挺：量词，用于挺直物。一支皂荚为一挺。
⑥ 非时：犹言"无时"，谓不限时。

治中风不省人事，牙关紧急者。

藜芦一两去芦头，浓煎，防风汤浴过，焙干，碎切，炒微褐色。捣为末。每服半钱，温水调下，以吐出风涎为效。如人行二里，未吐，再服。

又，治胆风毒气，虚实不调，昏沉睡多。

酸枣人一两生用，金挺蜡茶二两以生姜汁涂炙，令微焦。捣，罗为散。每服二钱，水七分，煎六分，无时温服。

《孙尚药》治卒中风，昏昏若醉，形体惛闷，四肢不收，或倒或不倒，或口角似斜，微有涎出，斯须不治，便为大病，故伤人也。此证风涎潮于上膈，痹气不通，宜用急救稀涎散。

猪牙皂角四挺须是肥实不蚛①，削去黑皮，晋矾一两光明通莹者，二味同捣，罗为细末，再研为散。如有患者，可服半钱，重者三字匕，温水调灌下。不大呕吐，只是微微涎稀令出，或一升二升，当时惺惺②，次缓而调治。不可便大段③治，恐过伤人命。累经效，不能尽述。

《梅师方》疗瘫缓④风，手足軃曳⑤，口眼㖞斜，语言謇涩，履步不正，神验乌龙丹。

川乌头去皮脐了、五灵脂各五两。上为末，入龙脑、麝香，研令细匀，滴水丸如弹子大。每服一丸，先以生姜汁研化，次暖酒调服之，一日两服，空心晚食前服。治一人，只三十丸，服得五七丸，便觉抬得手，移得步，十丸可以自梳头。

《圣惠方》治一切风疾，若能久服，轻身明目，黑髭驻颜。

用南烛树，春夏取枝叶，秋冬取根皮，拣择，细剉五升，水五斗，慢火煎取二斗，去滓，别于净锅中慢火煎如稀饧⑥，以瓷瓶贮，温酒下一匙，日三服。

---

① 蚛(zhòng 众)：虫蛀，虫咬过的。

② 惺惺：清醒。

③ 大段：十分。此指用重剂治疗。

④ 瘫缓：即今之"瘫痪"。

⑤ 軃(duǒ 朵)曳：肢体困顿无力之貌。

⑥ 饧(táng 搪)：古"糖"字。特指饴糖。

又方：治风立有奇效。用木天蓼一斤，去皮，细剉，以生绢袋贮，好酒二斗浸之，春夏一七日，秋冬二七日后开。每空心、日午、初夜合温饮一盏，老幼临时加减。若长服，日只每朝一盏。

又方：治中风口㖞。巴豆七枚，去皮烂研。㖞左涂右手心，㖞右涂左手心。仍以暖水一盏，安向手心，须臾即便正，洗去药，并频抽掣中指。

又方：治风头旋。用蝉壳二两，微炒为末，非时温酒下一钱匕。

《千金方》治中风，面目相引偏僻，牙车急，舌不可转。

桂心，以酒煮取汁，故布蘸搨病上，正即止①。左㖞搨右，右㖞搨左，常用大效。

又方：治三年中风不较②者：松叶一斤细切之，以酒一斗，煮取三升，顿服，取汗出，立瘥。

又方：主卒中风，头面肿。杵杏人如膏，敷之。

又方：治头面风，眼眮鼻塞，眼暗冷泪。杏③人三升，为末，水煮四五沸。洗头冷汗尽，三度瘥。

《外台秘要》治卒中风口㖞。

皂角五两去皮，为末，三年大醋和，右㖞涂左，左㖞涂右，干乃④傅之，瘥。

又，治偏风及一切风。桑枝剉一大升，用今年新嫩枝，以水一大斗，煎取二大升，夏用井中沉，恐酢坏。每日服一盏，空心服，尽又煎服，终身不患偏风。若预防风，能服一大升，佳。

又，主风，身体如虫行。盐一斗，水一石，煎减半，澄清，温洗三五度。治一切风。

---

① 正即止：原作"正即正"，据《备急千金要方》卷八《风懿》改。本书四库本亦作"正即止"，六醴斋本作"当即正"。
② 较：亦作"校"，病愈。四库本作"效"。
③ 杏：原作"杳"，据《证类本草》"杏人"条改。四库本亦作"杏"。
④ 乃：原作"及"，据文义改。四库本正作"乃"。

《葛氏方》治中风寒，痓①直口噤不知人。

鸡屎白一升，熬令黄，极热，以酒三升和，搅去滓，服。

《千金翼方》治热风汗出心闷。

水和云母服之。不过，再服，立瘥。

《箧中方》治风头及脑掣痛不可禁者，摩膏主之。

取牛蒡茎叶，捣取浓汁二升，合无灰酒一升，盐花一匙头，慢火煎令稠成膏，以摩痛处，风毒散自止。亦主时行头痛。摩时须极力，令作热，乃速效。冬月无叶，用根代之亦可。

《经验后方》治中风及壅滞。

以旋覆花_{洗尘令净}，捣末，炼蜜丸，如梧子大。夜卧，以茶汤下五丸至七丸十丸。

又方：解风热，疏积热、风壅，消食化气、导血、大解壅滞。大黄四两，牵牛子四两_{半生半熟}，为末，炼蜜为丸，如梧子大。每服茶下一十丸。如要微动，吃十五丸。冬月宜服，并不搜搅②人。

《集验方》治风热心躁，口干狂言，浑身壮热及中诸毒，龙脑甘露丸。

寒水石半斤，烧半日，净地坑内，盆合四面，湿土壅起，候经宿取出，入甘草_末、天竺黄各二两，龙脑二分，糯米膏丸，弹子大，蜜水磨下。

《食医心镜》主中风，心肺风热，手足不随，及风痹不任，筋脉五缓，恍惚烦躁。

熊肉一斤，切，如常法，调和作腌腊。空腹食之。

又，主风挛拘急偏枯，血气不通利。

雁肪四两，炼，滤过。每日空心暖酒一杯，肪一匙头，饮之。

同经曰：治历节诸风，骨节疼痛，昼夜不可忍者。

没药半两_研，虎脑骨三两_{涂酥炙黄色}，_{先捣罗为散}，与没药同研令细，

---

① 痓：《证类本草·丹雄鸡》引《葛氏方》作"痉"，义胜。

② 搜搅：扰动。

温酒调二钱，日三服，大佳。

《圣惠方》治历节风，百节疼痛不可忍。

用虎头骨一具，涂酥，炙黄，槌①碎，绢袋贮，用清酒二斗，浸五宿。随性多少，暖饮之，妙。

《内台②秘要》方疗历节诸风，百节酸痛不可忍。

松脂三十斤，炼五十遍，不能五十遍，亦可二十遍。用以炼酥三升，温和松脂三升，熟搅令极稠，旦空腹以酒服方寸匕，日三。数食面粥为佳，慎血腥、生冷、酢物、果子一百日，瘥。

又方：松节酒。主历节风，四肢疼痛如解落。

松节二十斤，酒五斗，渍二七日。服一合，日五六服。

《斗门方》治白虎风所患不以③，积年久治无效，痛不可忍者。

用脑麝④、枫柳皮不限多少，细剉焙干，浸酒，常服，以醉为度，即瘥。今之寄生枫树上者，方堪用，其叶亦可制。砒霜粉，尤妙矣。

《经验后方》治白虎风，走注疼痛，两膝热肿。

虎胫骨_{涂酥，炙}、黑附子_{炮裂，去皮脐}各一两，为末，每服温酒调下二钱匕，日再服。

《外台秘要》治疬疡风及三年。

酢磨乌贼鱼骨。先布磨，肉赤即傅之。

又，治疬疡风。酢磨硫黄傅之，止。

《圣惠方》治疬疡风。

用羊蹄菜根于生铁上，以好醋磨，旋旋刮取，涂于患上。未瘥，更入硫黄少许，同磨，涂之。

---

① 槌：捶打。
② 内台：当作"外台"。本方见于《外台秘要》卷十四。
③ 以：四库本作"已"，当从。已，停止，引申指病愈。
④ 脑麝：龙脑与麝香的合称。

《集验方》治颈项及面上白驳①，浸淫渐长，有似癣，但无疮，可治。

鳗鲡鱼脂傅之。先拭剥②上，刮使燥痛，后以鱼脂傅之，一度便愈，甚者不过三度。

《圣惠方》治白驳。

用蛇蜕，烧末，醋调，傅上，佳。

又方：治中风烦热，皮肤瘙痒。用醍醐③四两，每服酒调下半匙。

《集验方》治风气客于皮肤，瘙痒不已。

蜂房炙过、蝉蜕等分，为末，酒调一钱匕，日三二服。

又方：蝉蜕、薄苛④等分，为末，酒调一钱匕，日三服。

《北梦琐言》云：有一朝士见梁奉御，诊之曰：风疾已深，请速归去。朝士复见鄜州马医赵鄂者，复诊之，言疾危，与梁所说同矣。曰：只有一法，请官人试吃消梨⑤，不限多少，咀龁⑥不及，绞汁而饮。到家旬日，唯吃消梨，顿爽矣。

《千金方》治头风头痛。

大豆三升，炒令无声，先以贮一斗二升，瓶一只，贮九升清酒，乘豆热，即投于酒中，密⑦泥封之七日，温服。

《孙真人方》治头风痛。

以豉汤洗头，避风，即瘥。

《千金翼》治头风。

捣葶苈子，以汤淋取汁，洗头上。

又，主头风。沐头。吴茱萸二升，水五升，煮取三升，以绵染拭发根。

《圣惠方》治头风痛。每欲天阴雨，风先发者。

---

① 白驳：白斑。
② 剥：通"驳"。
③ 醍醐：炼制酥酪时，上层提制出的油。
④ 薄苛：即薄荷。四库本正作"薄荷"。
⑤ 消梨：梨的一种，又称香水梨、含消梨，体大、形圆，可入药。
⑥ 咀龁(hé 河)：咬，嚼。
⑦ 密：原作"蜜"，据《备急千金要方》卷十三第八改。

用桂心一两，为末，以酒调如膏，用傅顶上并额角。

陈藏器《拾遗》序云：头疼欲死。

鼻内吹消石①末，愈。

《日华子》云：治头痛。

水调决明子，贴太阳穴。

又方：决明子作枕，胜黑豆。治头风，明目也。

《外台秘要》治头疼欲裂。

当归二两，酒一升，煮取六合，饮至再服。

《孙兆口诀》云：治头痛。

附子炮、石膏煅等分，为末，入脑麝少许，茶酒下半钱。

《斗门方》治卒头痛。

白殭蚕，碾为末，去丝，以熟水②下③二钱匕，立瘥。

又方：治偏头疼。用京芎，细剉，酒浸服之，佳。

《博济方》治偏头疼，至灵散。

雄黄、细辛等分，研令细。每用一字④已下，左边疼，吹入右鼻；右边疼，吹入左鼻，立效。

《经验后方》治偏头疼，绝妙。

荜拨，为末，令患者口中含温水，左边疼，令左鼻吸一字；右边疼，令右鼻吸一字，效。

《集验方》治偏正头疼。

谷精草一两，为末，用白面调，摊纸花子⑤上，贴疼处，干又换。

---

① 消石：又称"火硝"，可制火药。今例作"硝石"。

② 熟水：宋代流行的以香料冲制的饮品。

③ 下：原脱，据四库本补。

④ 一字：古人以铜钱抄取散药，钱面抄满药不滑脱为一钱匕，取其四分之一为一字。四库本作"一匙"，可参。

⑤ 纸花子：裁切好的纸片。又称"纸花"。明代刘若愚《酌中志·内臣佩服纪略》："纸花者，即白纸裁成方叶如碗大，备写字、唾痰、擦手之用。"古代又用于治疗疮疡痈疽等外科疾患的医用贴纸。

偏头疼方。用生萝卜汁一蚬壳，仰卧，注鼻。左痛注左，右痛注右，左右俱注亦得，神效。

《外台秘要》头风白屑如麸糠，方：

竖截楮木，作枕，六十日一易新者。

治卒风喑不得语方第二十

治卒不得语方

以苦酒煮瓜子①，薄②颈一周，以衣苞③，一日一夕乃解，即瘥。

又方：煮大豆，煎其汁令如饴，含之。亦但④浓煮，饮之。

又方：煮豉汁，稍服之一日，可美酒半升中搅，分为三服。

又方：用新好桂，削去皮，捣筛，三指撮，着舌下，咽之。

又方：剉榖⑤枝叶，酒煮热灰中，沫出，随多少饮之。

治卒失声，声嘶不出方

橘皮五两⑥，水三升，煮取一升，去滓，顿服，倾合服之。

又方：浓煮苦竹叶，服之，瘥。

又方：捣襄荷根，酒和，绞饮其汁。此本在杂治中。

又方：通草、干姜、附子、茯神各一两，防风、桂、石膏各二两，麻黄一两半，白术半两，杏人三十枚。十物，捣筛，为末，蜜丸如大豆大。一服七丸，渐增加之。凡此皆中风。又，有竹沥诸汤甚多，此用药虽少，而是将治所患，一剂不瘥，更应服之。

---

① 瓜子：《外台秘要》卷十四《风失音不语方》、《证类本草·芥子》引《肘后方》并作"芥子"，较是。

② 薄：通"傅"，敷药。即今"敷"字。

③ 苞：通"包"，包扎。

④ 但：六醴斋本作"可"。

⑤ 榖（gǔ 谷）：树名，亦称构树、楮树。

⑥ 两：《医心方》卷三《治声嘶不出方》作"具"。

又方：针大槌①旁一寸五分，又刺其下，停针之。

又方：矾石、桂，末，绵裹如枣，纳舌下，有唾②出之。

又方：烧马勒衔铁令赤，纳一升苦酒中，破一鸡子，合和，饮之。

若卒中冷，声嘶哑者

甘草一两，桂二两，五味子二两，杏人三十枚，生姜八两切。

以水七升，煮取二升，为二服，服之。

附方

《经验后方》治中风不语。独活一两剉，酒二升，煎一升，大豆五合，炒有声，将药酒热投，盖良久。温服三合，未瘥，再服。

又方：治中风不语，喉中如拽锯声，口中涎沫。取藜芦一分，天南星一个，去浮皮，却脐子上陷一个坑子，纳入陈醋一橡斗子，四面用火逼③令黄色，同一处捣，再研极细，用生蜜为丸，如赤豆大。每服三丸，温酒下。

《圣惠方》治中风，以大声咽喉不利。以襄荷根二两，研，绞取汁，酒一大盏相和，令匀，不计时候，温服半盏。

治风毒脚弱痹满上气方第二十一

脚气④之病，先起岭南，稍⑤来江东，得之无渐，或微觉疼痹，或两胫小满，或行起忽弱⑥，或小腹不仁，或时冷时热，皆其候也，不即治，转上入腹，便发气，则杀人。治之多用汤、酒、摩膏，种数

---

① 大槌：同"大椎"。

② 唾：《医心方》卷三《治声嘻不出方》作"唾吐"。

③ 逼：通"煏"，火烤干。《玉篇》："煏，火干也。"

④ 脚气：古病证名，以腿脚软弱为主症。

⑤ 稍：逐渐。

⑥ 忽弱：《外台秘要》卷十九《脚气痹弱方》作"忽屈弱"，可参。

既多，不但一剂，今只取单效用，兼灸法

取好豉一升，三蒸三曝干，以好酒三斗，渍之，三宿可饮，随人多少。欲预防，不必待时，便与酒煮豉服之，脚弱其得小愈，及更营诸方服之，并及灸之①。

次服独活酒方

独活五两，附子五两生用，切。以酒一斗，渍经三宿，服从一合始，以微痹为度。

又方：白矾石二斤，亦可用钟乳末，附子三两，豉三升。酒三斗，渍四五日，稍饮之。若此有气，加苏子二升也。

又方：好硫黄三两末之，牛乳五升。先煮乳水五升，仍②纳硫黄，煎取三升。一服三合亦可。直以乳煎硫黄，不用水也。卒无牛乳，羊乳亦得。

又方法：先煎牛乳三升，令减半，以五合，辄服硫黄末一两，服毕，厚盖取汗，勿令得风，中间更一服，暮又一服。若已得汗，不复更取，但好将息，将护之。若未瘥愈，后数日中，亦可更作。若长将，亦可煎为丸，北人服此治脚多效，但须极好硫黄耳，可预备之。

若胫已满，捏之没指者

但勤③饮乌犊牛溺二三升，使小便利，息④渐渐消。当以铜器，尿取新者为佳。无乌牛，纯黄者，亦可用之。

又方：取牵牛子，捣，蜜丸，如小豆大，五丸⑤。取令小便利。亦可正尔⑥吞之，其子黑色，正似梂子⑦核形，市人亦卖之。

---

① 及更营诸方服之，并及灸之：蓝川慎谓二"及"字都当作"乃"。
② 先煮乳水五升，仍：《外台秘要》卷十九《脚气痹弱方》作"以水五升，先煮乳水至五升，乃"。
③ 勤：原作"勒"，据《证类本草·牛角䚡》条改。
④ 息：《证类本草·牛角䚡》下无此字，义长。
⑤ 五丸：《外台秘要》卷十九《脚气痹弱方》作"每服五丸，生姜汤下"。
⑥ 正尔：亦作"直尔"，径直地。
⑦ 梂(qiú 求)子：栎(lì)树的果实。

又方：三白根，捣碎，酒饮之。

又方：酒若水煮大豆，饮其汁。又，食小豆亦佳。又，生研胡麻，酒和服之，瘥。

又方：大豆三升，水一斗，煮取九升，纳清酒九升，又煎取九升，稍稍饮之，小便利，则肿歇也。

其有风引、白鸡、竹沥、独活诸汤，及八风、石斛、狗脊诸散，并别在大方中。

金牙①**酒最为治之要，今载其方**

蜀椒、茵芋、金牙、细辛、莽草、干地黄、防风、附子、地肤、蒴藋、升麻各四两，人参三两，羌活一斤，牛膝五两。十四物，切，以酒四斗，渍七日，饮二三合，稍加之。亦治口不能言、脚屈，至良。

又，有侧子酒，亦效。

若田舍贫家，此药可酿。枝藋及松节、松叶皆善

枝藋净洗，剉之一斛，以水三斛，煮取九斗，以渍曲，及煮去滓②。取一斛，渍饭，酿之如酒法，熟即取饮，多少任意。可顿作三五斛。若用松节叶，亦依准此法，其汁不厌浓也。患脚屈，积年不能行，腰脊挛痹，及腹内紧结者，服之不过三五剂，皆平复。如无酿，水边商陆亦佳。

其灸法，孔穴亦甚多，恐人不能悉皆知处，今止疏③**要者，必先从上始，若直灸脚，气上不泄则危矣。**

先灸大椎。在项上大节高起者，灸其上面一穴耳。

若脚气④，可先灸百会五十壮，穴在头顶凹中也。

肩井各一百壮。在两肩小近头凹处，指捏之，安令正得中穴耳。

---

① 牙：原作"芽"，据下文改。金牙，一种石类药，金黄色者良，故名。
② 及煮去滓：《外台秘要》卷十九《脚气痹弱方》作"又以水二斛，煮滓"。
③ 疏：分条记述。
④ 脚气："脚"字原脱，据《普济方》卷四二三《脚气论》补。

次灸膻中五十壮。在胸前两边对乳胸厌骨解间，指按觉气翕翕尔①是也。一云：正胸中一穴也。

次灸巨阙。在心厌尖尖四下②一寸，以尺度之。

凡灸以上部五穴，亦足治其气。若能灸百会、风府、胃管及五脏腧，则益佳，视病之宽急耳。诸穴出《灸经》，不可具载之。

次乃灸风市百壮。在两髀③外，可平倚垂手直掩髀上，当中指头大筋上，捻④之自觉好也。

次灸三里二百壮。以病人手横掩下⑤，并四指，名曰一夫指，至膝头骨下指中节是其穴，附胫骨外边，捻之凹凹然也。

【点评】一夫法为葛洪最早记录，至今仍是临床常用的手指比量取穴法。此法在前文《治卒霍乱诸急方第十二》中即已出现过，此处则详述了操作方式。尤其是强调用病人手比量，避免了因医家与病人身形不同而导致的取穴不准问题，实为用心良苦。

次灸上廉，一百壮。又灸三里下一夫⑥。

次灸下廉，一百壮。又在上廉下一夫。

次灸绝骨，二百壮。在外踝上三寸余，指端取踝骨上际，屈指头四寸便是，与下廉颇相对，分间二穴也。

此下一十八穴，并是要穴，余伏兔、犊鼻穴，凡灸此壮数，不必顿毕，三日中报灸令⑦尽。

又方：孔公孽二斤，石斛五两。酒二斗，浸，服之。

---

① 翕翕尔：气流貌。

② 尖尖四下：蓝川慎所据底本（版本未详）作"突尖正下"，义长。

③ 髀：大腿。

④ 捻：古同"捏"。

⑤ 下：当作"膝下"。

⑥ 又灸三里下一夫：《备急千金要方》卷七第一类似条作"在三里下一夫"。据此，"灸"当作"在"；或"又灸"当作"又云"。

⑦ 令：原作"合"，据《普济方》卷四二三《脚气论》改。

附方

《斗门方》治卒风毒，肿气急痛。

以柳白皮一斤，剉，以酒煮令热。帛裹熨肿上，冷再煮，易之，甚妙也。

《圣惠方》治走注风毒疼痛。

用小芥子，末，和鸡子白，调傅之。

《经验后方》治风毒，骨髓疼痛。

芍药二分，虎骨一两炙，为末，夹绢袋①贮，酒三升，渍五日。每服二合，日三服。

《食医心镜》除一切风湿痹，四肢拘挛。

苍耳子三两，捣末，以水一升半，煎取七合，去滓，呷之。

又，治筋脉拘挛，久风湿痹，下气，除骨中邪气，利肠胃，消水肿，久服轻身益气力。

薏苡人一升，捣，为散，每服以水二升，煮两匙末，作粥。空腹食。

又，主补虚，去风湿痹。

醍醐二大两，暖酒一杯，和醍醐一匙，饮之。

《经验方》治诸处皮里面痛。

何首乌，末，姜汁调成膏。痛处以帛子裹之，用火炙鞋底，熨之，妙。

《孙真人方》主脚气及上气。

取鲫鱼一尺长者作脍，食一两顿，瘥。

《千金翼》治脚气冲心。

白矾二两，以水一斗五升，煎三五沸，浸洗脚，良。

《广利方》治脚气冲烦，闷乱不识人。

大豆一升，水三升，浓煮取汁，顿服半升。如未定，可更服半

---

① 夹绢袋：复层的绢袋。

升，即定。

苏恭云：凡患脚气，每旦任意饱食，午后少食，日晚不食，如饥可食豉粥。若暝不消，欲致霍乱者，即以高良姜一两，打碎，以水三升，煮取一升，顿服尽，即消，待极饥，乃食一碗薄粥，其药唯极饮之，良。若卒无高良姜，母姜一两代之，以清酒一升，煮令极熟，和滓食之，虽不及高良姜，亦大效矣。

唐本注云：脚气，煮荭草浓汁，渍之，多瘥。

《简要济众》治脚气连腿肿满，久不瘥方：

黑附子一两，去皮脐，生用，捣为散，生姜汁调如膏。涂傅肿上，药干再调涂之，肿消为度。

【点评】本篇为脚气病专篇。脚气，篇中又称"脚弱""脚屈"。该病以腿脚软弱、浮肿为主要症状，会向腹部延伸；原发岭南地区，后向北地发展；与今俗称"脚气"（又称"香港脚"）的足癣毫无干系，不可混淆。另，现代医界一直将此脚气病对应维生素B_1缺乏症，这一观点近年来也受到了一些颇有力的质疑。要之，将中医古病名与现代西医病名相对应，须慎之又慎，不能简单化。

治服散卒发动困笃方第二十二

凡服五石[1]、护命、更生及钟乳寒食之散失将和节度，皆致发动其病，无所不为。若发起仓卒，不以渐而至者，皆是散势也，宜及时救解之。

若四肢身外有诸一切痛违常者

---

① 五石：五石散，以五种石药配制而成，具体处方不一。以下护命、更生等亦为石类药方名。

皆即冷水洗数百遍，热有所冲，水渍布巾，随以搨之。又，水渍冷石以熨之，行饮暖酒，逍遥起行。

若心腹内有诸一切疾痛违常，烦闷惛恍①者，急解之

取冷热②，取温酒饮一二升，渐渐稍进，觉小宽，更进冷食。其心痛者，最急，若肉冷，口已噤，但折齿下热酒，瘥。

若腹内有结坚热癖使③众疾者，急下之

栀子十四枚，豉五合。水二升，煮取一升，顿服之。热甚，已发疮者，加黄芩二两。

癖食犹不消，恶食畏冷者，更下

好大黄末半升，芒消半升，甘草二两，半夏、黄芩、芫花各一分。捣为散，藏密④器中。

欲服，以水八升，先煮大枣二十枚，使烂，取四升，去枣，乃纳药五方寸匕，搅和，着火上，三上三下，毕，分三服。且一服便利者，亦可停。若不快，更一服。下后即作酒粥，食二升，次作水飧⑤进之，不可不即食，胃中空虚，得热入，便杀人矣。

得下后应长将备急

大黄、葶苈、豉各一合，杏人、巴豆三十枚。捣，蜜丸，如胡豆大，旦服二枚。利者减之，痞者加之。

解散汤方、丸、散、酒甚多，大要在于将冷，及数自下，惟取通利，四体欲常劳动，又不可失食致饥，及馊饭臭鱼肉，兼不可热饮食、厚衣、向火、冒暑远行，亦不宜过风冷。大都每使于体粗堪任为好。若已病发，不得不强自浇⑥耳。所将药，每以解毒而冷者为宜。服散觉病去，停住，后二十日三十日便自服。常若留结不消，犹致烦

---

① 惛恍：犹言"恍惚"。惛，同"昏"。

② 取冷热：三字不谐。六醴斋本无此三字。四库本无"取"字。

③ 使：《医心方》卷十九《服石发动救解法》作"便生"，义长，可从。

④ 密：原作"蜜"，据《普济方》卷二六一《乳石门》改。

⑤ 水飧(sūn 孙)：水泡饭。《玉篇》："飧，水和饭也。"

⑥ 浇：以大量冷水浇淋身体以取冷。这是古人服石发热的主要后续补救手段。

热，皆是失度，则宜依法防治。此法乃多为贵乐人用，而贱苦者服之，更少发动，当以得寒劳故也。恐脱①在危急，故略载此数条，以备匆卒②。余具大方中。

【点评】古人养生，曾一度流行服石药之法，以魏晋为甚，后世犹有效之者。服石药后往往会发作邪热，或诱发多种疾病。称为"散发"。因为热甚，因而需要"登高而歌，弃衣而走"，借以散发体内郁热。亦可用寒凉药方来治疗，和以"将冷"这样的特定生活方式来调理，称为"解散"之法。

附方

《圣惠方》治乳石发动，壅热，心闷，吐血。

以生刺蓟，捣，取汁，每服三合，入蜜少许，搅匀，服之。

《食疗》云③：若丹石热发。

菰④根和鲫鱼煮作羹，食之，三两顿，即便瘥耳。

治卒上气咳嗽方第二十三

治卒上气，鸣息便欲绝。方

捣韭绞汁，饮一升许，立愈。

又方：细切桑根白皮三升，生姜三两，吴茱萸半升。水七升，酒五升，煮三沸，去滓，尽服之，一升入口则气下。千金不传方。

又方：茱萸二升，生姜三两。以水七升，煮取二升，分为三服。

又方：麻黄四两，桂、甘草各二两，杏人五十枚熬之。捣为散，

---

① 脱：或许。

② 匆卒：仓猝。

③ 《食疗》云：依例当作"食疗方"。六醴斋本作"食疗去"。

④ 菰（gū 孤）：茭白。

温汤服方寸匕，日三。

又方：末人参，服方寸匕，日五六。

气嗽不问多少时者，服之便瘥。方

陈橘皮、桂心、杏人_{去尖皮，熬}。三物，等分，捣，蜜丸。每服饭后须茶汤下二十丸。

忌生葱。史侍郎传。

治卒厥逆上气，又①两心胁下痛满，淹淹②欲绝。方

温汤令灼灼尔，以渍两足及两手，数易之也。

此谓奔豚病，从卒惊怖忧迫③得之，气下纵纵冲心胸④，脐间筑筑⑤，发动有时，不治杀人。诸方用药皆多，又必须杀豚，唯有一汤但可办耳。

甘草二两，人参二两，桂心二两，茱萸一升，生姜一斤，半夏一升。以水一斗，煮取三升，分三服。此药宜预蓄，得病便急合之。

又方：麻黄二两，杏人一两_{熬令黄}。捣散，酒散⑥方寸匕，数服之，瘥。

治卒乏气，气不复报⑦肩息。方

干姜三两，㕮咀，以酒一升，渍之。每服三合，日三服。

又方：度⑧手拇指，折度心下，灸三壮，瘥。

又方：麻黄三两_{先煎，去沫}，甘草二两。以水三升，煮取一升半，

---

① 又：疑当作"叉"。《外台秘要》卷十二《贲豚气方》引此方；宋本作"气又"二字；明本作"气支"二字。

② 淹淹：气息微弱濒死貌。

③ 迫：原作"追"，《外台秘要》卷十二《贲豚气方》作"迫"；六醴斋本亦作"迫"；又前文第十八中类似语亦作"惊忧怖迫"。据改。

④ 气下……心胸：《外台秘要》卷十二《贲豚气方》作"气从下上，上冲心胸"，语意较顺。

⑤ 筑筑：谓气频频上冲，如筑杵捣物之貌。

⑥ 散：据文义当作"服"。四库本作"下"。

⑦ 气不复报：谓呼吸不相接续。

⑧ 度：度量。下一"度"指度量所得之长度，名词。按，本条前后数方《外台秘要》中紧连，都是口服药，蓝川慎谓当中不应插入灸法条，应系错入。

分三服。瘥后，欲令不发者，取此二物，并熬杏人五十枚，蜜丸服，如桐子大四五丸，日三服，瘥。

又方：麻黄二两，桂、甘草各一两，杏人四十枚。以水六升，煮取二升，分三服。此三方，并名①小投杯汤，有气疹②者，亦可以药捣作散，长将服之。多冷者，加干姜三两；多痰者，加半夏三两。

治大走马及奔趁③喘乏，便饮冷水，因得上气发热。方

用竹叶三斤，橘皮三两。以水一斗，煮取三升，去滓，分为三服，三日一剂，良。

治大热行极，及食热饼竟，饮冷水过多，冲咽不即消，仍以发气，呼吸喘息。方

大黄、干姜、巴豆等分，末，服半钱匕，若得吐下，即愈。

若犹觉停滞在心胸，膈中不利者

瓜蒂二分，杜衡三分，人参一分。捣筛，以汤服一钱匕，日二三服，效。

治肺痿咳嗽，吐涎沫，心中温温④，咽⑤燥而不渴者

生姜五两，人参二两，甘草二两，大枣十二枚。水三升，煮取一升半，分为再服。

又方：甘草二两，以水三升，煮取一升半，分再服。

又方：生天门冬捣取汁一斗，酒一斗，饴一升，紫菀⑥四合。铜器于汤上煎可丸，服如杏子大一丸，日可三服。

又方：甘草二两，干姜三两，枣十二枚，水三升，煮取一升半，分为再服。

---

① 名：原作"各"，据《外台秘要》卷十《卒上气方》改。

② 气疹：气病。《外台秘要》卷十《卒上气方》作"气疾"。

③ 奔趁：奔逐。趁，追逐。

④ 温温：四库本作"嗢嗢"。温温、嗢嗢，并通"愠愠"，心胸郁积甚则泛恶欲吐貌。

⑤ 咽：原作"烟"，四库本作"咽"；本条出于《金匮要略》，《金匮要略》卷上《肺痿肺痈咳嗽上气病脉证并治》亦作"咽"，据改。六醴斋本作"烦"。

⑥ 菀：原作"苑"，据药名常例改。

卒得寒冷上气。方

干苏叶三两，陈橘皮四两，酒四升，煮取一升半，分为再服。

治卒得咳嗽。方

用釜月下土①一分，豉七分。捣，为丸，梧子大，服十四丸。

又方：乌鸡一头治如食法，以好酒渍之半日，出鸡，服酒。一云：苦酒一斗，煮白鸡，取三升，分三服，食鸡肉。莫与盐食则良。

又方：从大椎下第五节下、六节上空间，灸一处，随年壮②。并治上气。

又方：灸两乳下黑白肉际，各百壮，即愈。亦治上气。灸胸前对乳一处，须随年壮也。

又方：桃人三升，去皮，捣，着器中，密③封头，蒸之一炊，倾出曝干，绢袋贮，以纳二斗酒中六七日，可饮四五合，稍增至一升，吃之。

又方：饴糖六两，干姜六两末之，豉二两。先以水一升，煮豉，三沸，去滓，纳饴糖，消，纳干姜。分为三服。

又方：以饴糖杂生姜屑，蒸三斗米下。食如弹子丸，日夜十度服。

又方：猪肾二枚细切，干姜三两末。水七升，煮二升，稍稍服，覆取汗。

又方：炙乌④心，食之，佳。

又方：生姜汁、百部汁，和同，合煎，服二合。

又方：百部根四两，以酒一斗，渍再宿，火暖，服一升，日再服。

---

① 釜月下土：即锅底黑灰。亦称釜下墨、釜底墨、锅脐墨等。

② 壮：原脱，据《外台秘要》卷十《上气方》引《肘后方》补。随年壮，指根据年龄确定艾灸数。

③ 密：原作"蜜"，据《证类本草》卷二十三《桃核仁》改。

④ 乌：指乌鸦。

又方：椒二百粒捣，末之，杏人二百枚熬之，枣百枚去核。合捣，令极熟，稍稍合如枣许大，则服之。

又方：生姜三两捣取汁，干姜屑三两，杏人一升去皮，熬。合捣为丸。服三丸，日五六服。

又方：芫花一升，水三升，煮取一升，去滓，以枣十四枚，煎令汁尽。一日一食之，三日讫。

又方：熬捣葶苈一两，干枣三枚。水三升，先煮枣，取一升，去枣，内葶苈，煎取五合。

大人分三服，小儿则分为四服。

又，华佗五嗽丸。炙皂荚、干姜、桂等分。捣，蜜丸如桐子，服三丸，日三。

又方：错①取松屑②一分，桂二分，皂荚二两炙，去皮子。捣，蜜丸如桐子大，服十五丸，小儿五丸，日一二服。

又方：屋上白蚬壳，捣末，酒服方寸匕。

又方：末浮散石③服。亦蜜丸。

又方：猪胰一具，薄切，以苦酒煮，食令尽，不过二服。

又方：芫花二两，水二升，煮四沸，去滓，纳白糖一斤，服如枣大。勿食咸酸。亦治久咳嗽者。

治久咳嗽上气十年二十年，诸药治不瘥。方

猪胰三具，枣百枚，酒三升，渍数日，服三二合，加至四五合，服之不久，瘥。

又方：生龟一只，着坎中就溺之，令没，龟死，渍之，三日出，烧末，以醇酒一升，和屑如干饭。顿服之，须臾大吐，嗽囊出，则瘥。小儿可服半升。

又方：生龟三，治如食法，去肠，以水五升，煮取三升，以渍曲

① 错：用同"锉"，锉磨。
② 松屑：当作"铅屑"。《外台秘要》卷九《卒咳嗽方》作"炉中取铅屑"。
③ 浮散石：似即浮石。

酿、秫米四升，如常法，熟，饮二升，令尽，此则永断。

又方：蝙蝠除头①，烧令焦，末，饮服之。

附方

《孙真人方》治咳嗽。

皂荚_{烧，研碎}二钱匕，豉汤下之。

《十全博救方》治咳嗽。

天南星一个_{大者，炮令裂}，为末，每服一大钱，水一盏，生姜三片，煎至五分，温服，空心、日午、临卧时各一服。

《箧中方》治咳嗽。含膏丸

曹州葶苈子一两_{纸衬，熬令黑}，知母、贝母各一两。三物，同捣筛，以枣肉半两，别销沙糖一两半，同入药中，和为丸，大如弹丸。每服以新绵裹一丸，含之，徐徐咽津，甚者不过三丸。今医亦多用。

《崔知悌》疗久嗽熏法。

每旦取款冬花如鸡子许，少蜜拌花使润，纳一升铁铛中，又用一瓦碗钻一孔，孔内安一小竹筒，笔管亦得，其筒稍长作，碗、铛相合及撞筒处，皆面泥之，勿令漏气，铛下着炭，少时款冬烟自从筒出，则口含筒，吸取烟咽之。如胸中少闷，须举头，即将指头捻筒头，勿使漏烟气，吸烟使尽，止。凡如是五日一为之，待至六日，则饱食羊肉馎饦②一顿，永瘥。

《胜金方》治久嗽、暴嗽、劳嗽。金粟丸

叶子雌黄一两，研细，用纸筋泥固济小合子③一个，令干，勿令泥厚，将药入合子内，水调赤石脂，封合子口，更以泥封之，候干，坐合子于地上，上面以未④入窑瓦坯子弹子大，拥合子令作一尖子，上用炭十斤，簇定，顶上着火，一熨斗笼起，令火从上渐炽，候火消

---

① 头：《证类本草·伏翼》作"翅足"。
② 馎饦（bó tuō 博托）：传统食物名，类似面片汤。
③ 合子：盒子。
④ 未：原作"末"，据《证类本草·雌黄》条改。

三分去一，看瓦坯通赤，则去火，候冷，开合子取药，当如镜面光明红色，入乳钵内细研，汤浸蒸饼心为丸，如粟米大。每服三丸五丸，甘草水服，服后睡良久，妙。

崔元亮《海上方》疗嗽单验方：

取好梨去核，捣取汁一茶碗，着椒四十粒，煎一沸，去滓，即纳黑饧一大两，消讫。细细含咽，立定。

孟诜云：卒咳嗽。

以梨一颗，刺作五十孔，每孔纳以椒一粒，以面裹，于热火灰中煨令熟，出，停冷，去椒，食之。

又方：梨一颗去核，纳酥、蜜，面裹，烧令熟，食之。

又方：取梨肉，纳酥中煎，停冷，食之。

又方：捣梨汁一升，酥一两，蜜一两，地黄汁一升，缓火煎，细细含咽。凡治嗽皆须待冷，喘息定后方食，热食之反伤矣，冷嗽更极，不可救。如此者，可作羊肉汤饼饱食之，便卧少时。

《千金方》治小儿大人咳逆上气。

杏人三升去皮尖，炒令黄，杵如膏，蜜一升，分为三分，纳杏人，杵令得所，更纳一分，杵如膏，又纳一分，杵熟止。先食含之，咽汁。

《杨氏产乳》疗上气急满，坐卧不得方：

鳖甲一大两，炙令黄，细捣为散，取灯心一握，水二升，煎取五合。食前服一钱匕，食后蜜水服一钱匕。

刘禹锡《传信方》李亚治一切嗽及上气者。

用干姜须是台州至好者、皂荚炮，去皮、子，取肥大无孔者、桂心紫色辛辣者，削去皮。三物，并别捣，下筛了①，各称等分，多少任意，和合后更捣筛一遍，炼白蜜和搜②，又捣一二十杵。每饮服三丸，丸稍加大，如

---

① 了(liǎo 憭)：结束，完成。

② 搜：同"溲"，用水或其他液体调和。

梧子，不限食之先后，嗽发即服，日三五服。禁①食葱、油、咸、腥、热面，其效如神。刘在淮南与李同幕府，李每与人药而不出方，或讥其吝，李乃情话曰：凡人患嗽，多进冷药，若见此方，用药热燥，即不肯服，故但出药。多效。试之，信之。

《简要济众》治肺气喘嗽。

马兜零二两只用里面子，去却壳，酥半两，入碗内，拌和匀，慢火②炒干，甘草一两炙。二味为末，每服一钱，水一盏，煎六分。温呷，或以药末含咽津，亦得。

治痰嗽喘急不定。

桔梗一两半，捣罗为散，用童子小便半升，煎取四合，去滓，温服。

杨文蔚治痰嗽，利胸膈方：

栝楼肥实大者，割开，子净洗，槌破刮皮，细切，焙干，半夏四十九个汤洗十遍，槌破，焙。捣罗为末，用洗栝楼熟水并瓤，同熬成膏，研细为丸，如梧子大。生姜汤下二十丸。

《深师方》疗久咳逆上气，体肿短气胀满，昼夜倚壁不得卧，常作水鸡声者，白前汤主之。

白前二两，紫苑、半夏洗各三两，大戟七合切。四物，以水一斗，渍一宿，明日煮取三升，分三服。禁食羊肉、饧，大佳。

《梅师方》治久患暇呷③咳嗽，喉中作声不得眠。

取白前捣为末，温酒调二钱匕服。

又方：治上气咳嗽，呷呀息气，喉中作声，唾黏。以蓝实叶水浸良久，捣，绞取汁一升，空腹顿服。须臾，以杏人研取汁，煮粥食之，一两日将息，依前法更服，吐痰尽，方瘥。

---

① 禁：原作"噤"，据四库本改。
② 慢火：即文火。指小火慢熬。
③ 暇呷：指连续的咳嗽声。

《兵部手集》治小儿大人咳逆短气，胸中吸吸①，咳出涕唾，嗽出臭脓涕粘。

淡竹沥一合，日三五服，大人一升。

《圣惠方》治伤中，筋脉急，上气咳嗽。

用枣二十枚去核，以酥四两，微火煎，入枣肉中，滴尽酥。常含一枚，微微咽之。

《经验后方》定喘化涎。

猪蹄甲四十九个，净洗控干，每个指甲纳半夏、白矾各一字，入罐子内封闭，勿令烟出，火煅通赤，去火，细研，入麝香一钱匕。人有上喘咳，用糯米饮下，小儿半钱，至妙。

《灵苑方》治咳嗽上气、喘急、嗽血、吐血。

人参好者捣为末，每服三钱匕，鸡子清调之，五更初服便睡。去枕仰卧，只一服愈。年深者，再服。忌腥、咸、鲊、酱、面等，并勿过醉饱，将息佳。

席延赏治虚中有热，咳嗽脓血，口舌咽干，又不可服凉药。

好黄耆四两，甘草一两为末，每服三钱。如茶点羹粥中，亦可服。

《杜壬方》治上焦有热，口舌咽中生疮，嗽有脓血。

桔梗一两，甘草二两，右为末，每服二钱，水一盏，煎六分，去滓，温服，食后细呷之。亦治肺壅。

《经验方》治咳嗽甚者，或有吐血新鲜。

桑根白皮一斤，米泔浸三宿，净刮上黄皮，剉细，入糯米四两，焙干。一处捣为末。每服米饮调下一两钱。

《斗门方》治肺破出血，忽嗽血不止者。

用海犀膏一大片，于火上炙令焦黄色，后以酥涂之，又炙再涂，令通透，可碾为末，用汤化三大钱匕，放冷服之，即血止。水胶是也，大验。

---

① 吸吸：呼吸短促貌。

《食医心镜》主上气咳嗽，胸膈痞满气喘。

桃人三两_{去皮尖}，以水一升，研取汁，和粳米二合，煮粥食之。

又，治一切肺病，咳嗽脓血不止。

好酥五斤，熔三遍，停取凝，当出醍醐，服一合，瘥。

又，主积年上气咳嗽，多痰喘促，唾脓血。

以萝卜子一合，研，煎汤。食上服之。

治卒身面肿满方第二十四

治卒肿满，身面皆洪大方

大鲤一头，醇酒①三升，煮之令酒干尽，乃食之。勿用醋②及盐、豉他物杂也，不过三两服，瘥。

又方：灸足内踝下白肉际③，三壮，瘥。

又方：大豆一斗，熟煮，漉，饮汁及食豆，不过数度，必愈。小豆尤佳。

又方：取鸡子黄白相和，涂肿处，干复涂之。

又方：杏叶④剉，煮令浓，及热渍之。亦可服之。

又方：车下李核中人十枚_{研令熟}，粳米三合_研。以水四升，煮作粥，令得二升，服之，三作加核也⑤。

又方：大豆一升，以水五升，煮⑥二升，去豆，纳酒八升，更煮九升，分三四服。肿瘥后，渴，慎不可多饮。

---

① 醇酒：《外台秘要》卷二十《卒肿满方》、《医心方》卷十《治身面卒肿方》并作"醇苦酒"，下"酒"字亦作"苦酒"。苦酒即醋。但下文云"勿用醋"，疑亦误。

② 醋：《医心方》卷十《治身面卒肿方》作"饭"。

③ 际：原脱，据《外台秘要》卷二十《卒肿满方》补。

④ 杏叶：《外台秘要》卷二十《卒肿满方》作"香菜"，即香薷。

⑤ 三作加核也：《外台秘要》卷二十《卒肿满方》作"日三作未消更增核"，义明，可从。

⑥ 煮：《医心方》卷十《治身面卒肿方》作"煮取"。

又方：黄牛溺，顿服三升，即觉减。未消，更服之。

又方：章陆①根一斤，刮去皮，薄切之，煮令烂，去滓，纳羊肉一斤，下葱、豉、盐如食法，随意食之。肿瘥后，亦宜作此。亦可常捣章陆，与米中半蒸，作饼子食之。

又方：猪肾一枚，分为七脔，甘遂一分，以粉之。火炙令熟，一日一食，至四五，当觉腹胁鸣，小便利，不尔，更进。尽熟剥去皮食之，须尽为佳，不尔，再之。勿食盐。

又方：切章陆一升，以酒三升，渍三宿，服五合至一升，日三服之。凡此满或是虚气，或是风冷气，或是水饮气，此方皆治之。

治肿入腹，苦满急，害饮食。方

大戟、乌翅末②各二两。捣筛，蜜和丸，丸如桐子大。旦服二丸，当下渐退，更取令消，乃止之。

又方：葶苈子七两，椒目三两，茯苓三两，吴茱萸二两。捣，蜜和丸，如桐子大。服十丸，日三服。

又方：鲤鱼一头重五斤者，以水二斗，煮取斗半，去鱼，泽漆五两，茯苓三两，桑根白皮切三升，泽泻五两。又煮取四升，分四服，服之小便当利，渐消也。

又方：皂荚剥，炙令黄，剉三升，酒一斗渍，石器煮令沸，服一升，日三服，尽更作。

若肿偏有所起处者

以水和灰，以涂之，燥复更涂。

又方：赤豆、麻子合捣，以傅肿上。

又方：水煮巴豆，以布沾以拭之。姚云：巴豆三十枚合皮，咬咀，水五升，煮取三升。

日五拭肿上，随手即减。勿近目及阴。疗身体暴肿如吹者。

---

① 章陆：即商陆。

② 乌翅末：《医心方》卷十《治身面卒肿方》作"乌扇术"。

若但是①肿者

剉葱，煮令烂，以渍之。日三四度。

又方：菟丝子一升，酒五升，渍二三宿，服一升，日三服，瘥。

若肿从脚起，稍上进者，入腹则杀人。治之方

小豆一斛，煮令极烂，得四五斗汁。温以渍膝已下，日二为之，数日消尽。若已入腹者，不复渍，但煮小豆食之。莫杂吃饭及鱼、盐。又，专饮小豆汁。无小豆，大豆亦可用。如此之病，十死一生，急救之。

又方：削楄②或桐木，煮取汁，以渍之，并饮少许，加小豆，妙。

又方：生猪肝一具，细切，顿食之。勿与盐乃可。用苦酒，妙。

又方：煮豉汁饮，以淬傅脚。

附方

《备急方》疗身体暴肿满。

榆皮捣屑，随多少，杂米作粥食，小便利。

《杨氏产乳》疗通体遍身肿，小便不利。

猪苓五两，捣筛，煎水三合，调服方寸匕，加至二匕。

《食医心镜》主气喘促、浮肿、小便涩。

杏人一两_{去尖皮}，熬，研，和米煮粥极熟，空心吃二合。

---

① 是：《外台秘要》卷二十《水肿从脚起方》作"两足"。
② 楄：不详。《外台秘要》卷二十《水肿从脚起方》作"楩"，可参。

治卒大腹水病方第二十五

水病之初，先目上肿起，如老蚕色，侠①头②脉动。股里冷，胫中满，按之没指。腹内转侧有节声，此其候也，不即治，须臾身体稍肿，肚尽胀，按之随手起，则病已成，犹可为治。此皆从虚损大病，或下痢后，妇人产后，饮水不即消，三焦受病③，小便不利，乃相结渐渐生聚，遂流诸经络故也。治之方

葶苈一升，熬，捣之于臼上，割生雄鹍鸡④，合血共头，共捣万杵，服如梧子，五丸稍加至十丸，勿食盐，常食小豆饭，饮小豆汁，鳢鱼佳也。

又方：防己⑤、甘草、葶苈各二两。捣，苦酒和丸，如梧子大，三丸，日三服，常服之。取消平乃止。

又方：雄黄六分，麝香三分，甘遂、芫花、人参各二分。捣，蜜和丸，服如豆大，二丸加至四丸，即瘥。

又方：但以春酒五升，渍葶苈子二升，隔宿稍服一合，小便当利。

又方：葶苈一两，杏人二十枚并熬黄色。捣，分十服，小便去，立瘥。

---

① 侠：通"夹"。

② 头：《外台秘要》卷二十《大腹水肿方》作"颈"，义长，可从。

③ 受病：《外台秘要》作"决漏"。

④ 鹍鸡：古代指一种形似天鹅或鹤的大鸟。

⑤ 防己：道藏本作"防风"。

又方：《胡洽》水银丸，大治水肿，利小便。姚同。葶苈、椒目各一升，芒消六两，水银十两，水煮水银，三日三夜，乃以合捣六万杵。自相和丸，服如大豆丸，日三服，日增一丸，至十丸，更从一起。瘥后，食牛羊肉自补，稍稍饮之。

又方：多取柯①枝皮，剉，浓煮，煎令可丸，服如梧子大，三丸。须臾，又一丸，当下水，后将服三丸，日三服。此树一名木奴，南人用作船。

又方：真苏合香、水银、白粉等分，蜜丸服，如大豆二丸，日三，当下水，节饮好自养。无苏合，可阙之也。

又方：取蓖麻成熟者②二十枚，去皮，研之，水解得三合，日一服，至日中许，当吐下，诸水汁结裹。若不尽，三日后更服三十枚，犹未尽，更复作。瘥后，节饮及咸物等。

又方：小豆一升，白鸡一头治如食法。以水三斗，煮熟食滓，饮汁，稍稍令尽。

又方：取青雄鸭，以水五升，煮取饮汁一升，稍稍饮，令尽，厚覆之，取汗，佳。

又方：取胡燕卵中黄，顿吞十枚。

又方：取蛤蝼③炙令熟，日食十个。

又方，若唯腹大动摇水声，皮肤黑，名曰水蛊。巴豆九十枚去皮心，杏人六十枚去皮尖，并熬令黄。捣，和之。服如小豆大一枚，以水下为度。勿饮酒，佳。

又方：鬼扇，细捣绞汁，服如鸡子，即下水，更复取水蛊④，若

---

① 柯：柯树，又名"木奴"。

② 蓖麻成熟者：原作"蓖麻绳熟者"，语义不通，且后文云"二十枚去皮"。《外台秘要》卷二十《水痕方》作"蓖麻成熟好者"，义洽，据改。蓖麻，即萆麻。此指萆麻子。

③ 蛤蝼：《普济方》卷一百九十三作"蛤蜊"，《本草纲目·蝼蛄》引作"蝼蛄"。按，蛤蝼一指河蚌，此处似应指蝼蛄。

④ 更复取水蛊：《外台秘要》卷二十《水蛊方》作"更服取水尽"，义长。

汤①，研麻子汁饮之。

又方：慈弥草②三十斤，水三石，煮取一石，去滓，更汤上煎，令可丸，服如皂荚子，三丸至五六丸，水随小便去。节饮糜粥养之。

又方：白茅根一大把，小豆三升，水三升，煮取干，去茅根，食豆，水随小便下。

又方：鼠尾草、马鞭草各十斤，水一石，煮取五斗，去滓更煎，以粉和为丸，服如大豆大，二丸加至四五丸。禁肥肉，生冷勿食。

肿满者

白椹树白皮一握，水二升，煮取五合；白槟榔大者二枚，末之。纳更煎三五沸，汤成，下少许红雪，服之。

又，将服牛溺、章陆、羊肉臛及香柔③煎等。在肿满条中。其十水丸，诸大方在别卷。若止皮肤水，腹内未有者，服诸发汗药，得汗便瘥，然慎护风寒为急。若唯腹大，下之不去，便针脐下二寸入数分，令水出，孔合须④腹减乃止。

附方

李绛《兵部手集方》疗水病，无问年月深浅，虽复脉恶，亦主之。

大戟、当归、橘皮各一大两切。以水一大升，煮取七合，顿服，利水二三斗，勿怪。至重不过，再服，便瘥。禁毒食一年，水下后更服，永不作。此方出《张尚客》。

《外台秘要》治水气。

章陆根白者，去皮，切，如小豆许一大盏，以水三升，煮取一升已上，烂，即取粟米一大盏，煮成粥，仍空心服，若一日两度服，即恐利多，每日服一顿即微利，不得杂食。

---

① 汤：《外台秘要》卷二十《水蛊方》作"渴"，义长。
② 慈弥草：道藏本作"慈弥草"，《普济方》卷一九四引作"兹弥草"。不详为何物。
③ 香柔：常例作"香菜"，即香薷。
④ 须：等待。

又，疗水病肿。

鲤鱼一头极大者，去头尾及骨，唯取肉，以水二斗，赤小豆一大升，和鱼肉煮，可取二升以上汁，生布绞，去滓，顿服尽。如不能尽，分为二服，后服温令暖。服讫当下利，利尽即瘥。

又方：卒患肿满，曾有人忽脚趺[①]肿，渐上至膝，足不可践地。至大水，头面遍身大肿胀满。苦瓠白瓤实，捻如大豆粒，以面裹，煮一沸。空心服七枚，至午，当出水一斗，三日水自出不止，大瘦乃瘥，三年内慎口味也。苦瓠须好者，无黡翳[②]，细理妍净者，不尔有毒不用。

《圣惠方》治十种水不瘥垂死。

用猯[③]肉半斤，切，粳米三合，水三升，葱、椒、姜、豉作粥，食之。

又方：治十种水病，肿满喘促，不得卧。

以蝼蛄五枚，干为末，食前汤调半钱匕至一钱，小便通，效。

《食医心镜》治十种水病，不瘥，垂死。

青头鸭一只，治如食法，细切，和米并五味，煮令极熟，作粥，空腹食之。

又方：主水气胀满、浮肿，小便涩少。

白鸭一只，去毛肠，洗，馈[④]饭半升，以饭、姜、椒酿鸭腹中，缝定，如法蒸，候熟，食之。

《杨氏产乳》疗身体肿满，水气急，卧不得。

郁李人一大合，捣为末，和麦面搜作饼子，与吃入口，即大便通利气便瘥[⑤]。

---

① 趺：原作“肤”，据《外台秘要》卷二十《卒肿满方》改。趺，脚背。
② 黡翳：瓜果外的斑块。
③ 猯（tuān 湍）：同“貒”，猪獾。
④ 馈（fēn 芬）：原作“馈”，据《证类本草》卷十九《白鸭屎》改。馈饭，蒸至将熟的米饭。
⑤ 气便瘥：“气”字疑衍。

《梅师方》治水肿，坐卧不得，头面身体悉肿。

取东引花桑枝，烧灰，淋汁，煮赤小豆，空心食，令饱。饥即食尽，不得吃饭。

又方：治水肿，小便涩。

黄牛尿，饮一升，日至夜，小便利，瘥。勿食盐。

又方：治心下有水。

白术三两，泽泻五两剉。以水三升，煎取一升半，分服。

《千金翼》治小便不利，膀胱水气流滞。

以浮萍日干，末，服方寸匕，日一二服，良。

《经验方》河东裴氏传经效治水肿及暴肿。

葶苈三两，杵六千下，令如泥，即下汉防已末四两，取绿头鸭，就药臼中截头，沥血于臼中，血尽，和鸭头更捣五千下，丸如梧桐子。患甚者，空腹白汤下十丸，稍可者五丸，频服五日止。此药利小便，有效如神。

《韦宙独行方》疗水肿从脚起，入腹则杀人。

用赤小豆一斗，煮令极烂，取汁四五升，温渍膝以下。若以①入腹，但服小豆，勿杂食，亦愈。

李绛《兵部手集方》亦著此法，云：曾得效。

治卒心腹癥坚方第二十六

治卒暴癥，腹中有物如石，痛如刺，昼夜啼呼。不治之，百日死。方

牛膝二斤，以酒一斗，渍，以蜜封于热灰火中，温令味出，服五合至一升，量力②服之。

———————————

① 以：通"已"，已经。

② 力：此指酒力。

又方：用葫蒜根亦如此，尤良。

姚云：牛膝酒，神验也。

又方：多取当陆根，捣，蒸之。以新布藉腹上，药披着布上，以衣覆上，冷复易之①，昼夜勿息。

又方：五月五日葫十斤_{去皮}，桂一尺二寸，灶中黄土_{如鸭子一枚}。合捣，以苦酒和涂，以布揾病，不过三，瘥。

又方：取檽木，烧为灰，淋取汁八升，以酿一斛米，酒成服之，从半合始，不知，稍稍增至一二升，不尽一剂皆愈。此灰入染绛，用叶中酿酒也。_{檽，直忍切②。}

凡癥坚之起，多以渐生，如有卒觉，便牢大，自难治也。腹中癥有结积，便害饮食，转羸瘦，治之多用陷冰、玉壶、八毒诸大药，今止取小易得者

取虎杖根，勿令影临水上者，可得石余，杵熟煮汁，可丸，以秫米五六升，炊饭内，日中涂药后可饭，取瘥。

又方：亦可取根一升，捣千杵，酒渍之。从少起，日三服。此酒治癥，乃胜诸大药。

又方：蚕矢一石，桑柴烧灰。以水淋之五度，取生鳖长一尺者，纳中煮之。烂熟，去骨细擘，剉，更煎令可丸，丸如梧子大，一服七丸，日三。

又方：射茵二两，椒三百粒。捣末，鸡子白和为丸，如大麻子，服一丸，渐至如大豆大，一丸至三丸为度。

又方：大猪心一枚_{破头去血}，捣末雄黄、麝香当门子五枚，巴豆百枚_{去心、皮，生用}。心缝③，以好酒于小铜器中煎之。令心没，欲歇④随

---

① 以衣覆上，冷复易之：原作"勿腹上，冷复之"，据《医心方》卷十《治暴癥方第七》改。

② 檽，直忍切：这是为"檽"字用古代注音法"反切法"注音。

③ 心缝：此处语义未足。似当有将雄黄、麝香、巴豆纳入猪心再缝合的表述。

④ 歇：六醴斋本作"干"。

益，尽三升，当糜烂，煎令可丸，如麻子，服三丸，日三服。酒尽不糜者，出捣蜜丸之，良。又，大黄末半斤，朴消三两，蜜一斤，合于汤上，煎。可丸如梧子，服十丸，日三服之。

治鳖瘕①伏在心下，手揣见头足，时时转者

白雌鸡一双，绝食一宿，明旦膏煎饭饲之。取其矢，无问多少，于铜器中以溺和之。火上熬，可捣末，服方寸匕，日四五服，须消尽乃止。常饲鸡取矢，瘕毕，杀鸡单食之。姚同。

治心下有物，大如杯，不得食者

葶苈二两，熬之，大黄二两，泽漆四两。捣筛，蜜丸，和捣千杵，服如梧子大，二丸，日三服，稍加。其有陷冰、赭鬼诸丸方，别在大方中。

治两胁下有气结者

狼毒二两，旋覆花一两，附子二两炮之。捣筛，蜜和丸，服如梧子大，二丸，稍加至三丸，服之。

熨瘕法

铜器受二升许，贮鱼膏②令深二三寸，作大火炷六七枚，燃之令膏暖，重纸覆瘕上，以器熨之，昼夜勿息，膏尽更益也。

又方：茱萸三升，碎之，以酒和煮，令熟布帛物裹以熨瘕上，冷更均番用之，瘕当移去，复逐熨，须臾消止。亦可用好③□□□□④茱萸末，以鸡子白和射罔服之⑤。

① 鳖瘕：腹内瘕结如鳖形的病症。
② 鱼膏：即鱼脂、鱼油。旧时常用以作灯火燃料。
③ 用好：六醴斋本作"再用好"。
④ □□□□：原书此处有十余字空档，《外台秘要》卷十二《疗瘕方》作"射罔五两"四字。《普济方》卷一七三引《肘后方》同。
⑤ 服之：《外台秘要》卷十二《疗瘕方》作"涂瘕上"。《普济方》卷一七三引《肘后方》同。

又方：灶中黄土一升①，先捣葫熟，纳土②复捣，以苦酒浇令浥浥③，先以涂布一面，仍搨病上，以涂布上，干复易之，取令消止，瘥。

治妇人脐下结物，大如杯升，月经不通，发作往来，下痢羸瘦。此为气瘕，按之若牢强肉癥者，不可治。未者可治

末干漆一斤，生地黄三十斤。捣，绞取汁，火煎干漆，令可丸，食后服，如梧子大，三丸，日三服，即瘥。

附方

《外台秘要方》疗心腹宿癥、卒得癥。

取朱砂细研，搜饭，令朱多，以雄鸡一只，先饿二日，后以朱饭饲之，着鸡于板上，收取粪，曝燥为末，温清酒服方寸匕至五钱④，日三服。若病困者，昼夜可六服，一鸡少，更饲一鸡取足服之，俟愈即止。

又，疗食鱼肉等成癥结在腹，并诸毒气方：

狗粪五升，烧，末之，绵裹，酒五升，渍再宿，取清，分十服，日再，已后日三服。使尽随所食，癥结即便出矣。

《千金方》治食鱼鲙及生肉住胸膈不化，必成癥瘕。

捣马鞭草汁，饮之一升。生姜水亦得，即消。

又方：治肉癥，思肉不已，食讫复思。

白马尿三升，空心饮，当吐肉，肉不出，即死。

《药性论》云：治癥癖病。

鳖甲、诃梨勒皮、干姜末等分，为丸，空心下三十丸，再服。

宋明帝宫人患腰痛牵心，发则气绝，徐文伯视之曰：发瘕。以油灌

---

① 灶中黄土一升：《外台秘要》卷十二《心下大如杯癥方》下有"生葫一升"，义足。

② 土：原作"上"，四库本、《外台秘要》卷十二《心下大如杯癥方》并作"土"，据改。

③ 浥浥：湿润貌。

④ 方寸匕至五钱：《外台秘要》卷十二《疗癥方》、《普济方》卷一七三《积聚门》并作"五分匕可至方寸匕"，义长。

之，吐物如发，引之长三尺，头已成蛇，能动摇，悬之滴尽，惟一发。

《胜金方》治膜外气及气块方：

延胡索不限多少，为末，猪胰一具，切作块子，炙熟，蘸药末，食之。

治心腹寒冷食饮积聚结癖方第二十七

治腹中冷癖，水谷饮结，心下停痰，两胁痞满，按之鸣转，逆害饮食

取大蟾蜍一枚去皮及腹中物，支解之，芒消大人一升，中人七合，瘦弱人五合。以水六升，煮取四升，一服一升。一服后，未得下，更一升，得下，则九日十日一作。

又方：茱萸八两，消石一升，生姜一斤。以酒五升，合煮，取四升，先服一服一升。不痛者，止，勿再服之。下病后，好将养之。

又方：大黄八两，葶苈四两并熬，芒消四两熬令汁尽。熟捣，蜜和丸，丸如梧子大，食后服三丸，稍增五丸。

又方：狼毒三两，附子一两，旋覆花三两。捣，蜜丸，服如梧子大，食前三丸，日三服。

又方：巴豆三十枚去心，杏人二十枚并熬，桔梗六分，藜芦四分，皂荚三分并炙之。捣，蜜和丸，如胡豆大，未食服一丸，日二。欲下病者，服二丸，长将息，百日都好，瘥。

又方：贝母二两，桔梗二两，矾石一两，巴豆一两去心、皮，生用。捣千杵，蜜和丸，如梧子，一服二丸，病后少少减服。

又方：茯苓一两，茱萸三两。捣，蜜丸，如梧子大，服五丸，日三服。

又，治暴宿食留饮不除，腹中为患。方

大黄、茯苓、芒消各三两，巴豆一分。捣，蜜丸，如梧子大，一服二丸，不①痛止。

又方：椒目二两，巴豆一两去皮心，熬。捣，以枣膏，丸如麻子，服二丸，下，痛止。

又方：巴豆一枚去心、皮，熬之，椒目十四枚，豉十六粒，合捣为丸，服二丸，当吐利，吐利不尽，更服二丸。服四神丸，下之，亦佳。

中候黑丸，治诸癖结痰饮第一良

桔梗四分，桂四分，巴豆八分去心、皮，杏人五分去皮，芫花十二分。并熬，令紫色。先捣三味药成末，又捣巴豆、杏人如膏，合和，又捣二千杵。丸如胡豆大，服一丸取利，至二三丸。儿生十日欲痫，皆与一二丸，如粟粒大。诸腹内不便，体中觉患便服，得一两行利，则好也。

硫黄丸，至热，治人之大冷，夏月温饮食，不解衣者

硫黄、矾石、干姜、茱萸、桂、乌头、附子、椒、人参、细辛、皂荚、当归，十二种分等，随人多少。捣，蜜丸，如梧子大，一服十丸至二十丸，日三服。若冷痢者，加赤石脂、龙骨，即便愈也。

露宿丸，治大寒冷积聚方

矾石、干姜、桂、桔梗、附子炮、皂荚各三两。捣筛，蜜丸，如梧子大，酒下十丸，加至一十五丸。

附方

《外台秘要》疗癖方：

大黄十两杵，筛，醋三升和匀，白蜜两匙。煎堪丸，如梧桐子大，一服三十丸，生姜汤吞下。以利为度，小者减之。

《圣惠方》治伏梁气在心下，结聚不散。

用桃奴二两，为末，空心温酒调二钱匕。

---

① 不：据下二条，似应为"下"。《太平圣惠方》卷五十一《痰饮论》同方正谓"以利为度"。

《简要济众》治久积冷，不下食，呕吐不止，冷在胃中。

半夏五两洗过，为末，每服二钱，白面一两，以水和搜，切作棋子，水煮面熟为度。用生姜、醋调和，服之。

治胸膈上痰饮诸方第二十八

治卒头痛如破，非中冷，又非中风方

釜月下墨四分，附子三分，桂一分。捣筛，以冷水服方寸匕，当吐。一方无桂。

又方：苦参、桂、半夏等分。捣下筛，苦酒和，以涂痛，则瘥。

又方：乌梅三十枚，盐三指撮。酒三升，煮取一升，去滓，顿服，当吐，愈。

此本在杂治中，其病是胸中膈上痰厥气上冲所致，名为厥头痛，吐之，即瘥。

但单煮米①作浓饮二三升许，适冷暖，饮尽二三升，须臾适吐②，适吐毕，又饮，如此数过。剧者，须臾吐胆乃止，不损人而即瘥。

治胸中多痰，头痛不欲食及饮酒，则瘀阻痰。方

常山二两，甘草一两，松萝一两，瓜蒂三七枚。酒水各一升半，煮取升半，初服七合，取吐。吐不尽，余更分二服，后可服半夏汤。

《胡洽》名粉隔汤

矾石一两，水二升，煮取一升，纳蜜半合，顿服。须臾，未吐，饮少热汤。

又方：杜蘅三两，松萝三两，瓜蒂三十枚。酒一升二合，渍再宿，去滓，温服五合。一服不吐，晚更一服。

---

① 米：《备急千金要方》卷十八《痰饮第六》、《外台秘要》卷八《痰厥头痛方》、《证类本草·茗》等并作"茗"，可从。

② 适吐：探吐。适，通"擿(tī)"。擿，探，挑。

又方：瓜蒂一两，赤小豆四两。捣，末，温汤三合，和服，便安卧，欲擿①之不吐，更服之。

又方：先作一升汤，投水一升，名为生熟汤，及食三合盐，以此汤送之。须臾欲吐，便摘出，未尽，更服二合。饮汤二升后，亦可更服，汤不复也。

又方：常山四两，甘草半两，水七升，煮取三升，纳半升蜜，服一升，不吐，更服。无蜜亦可。

方中能月服一种，则无痰水之患。又，有旋覆五饮，在诸大方中。

若胸中痞寒②短气膈③者膈，敷逼切

甘草二两，茯苓三两，杏人五十枚碎之。水一斗三升，煮取六升，分为五服。

又方：桂四两，术、甘草二两，附子炮。水六升，煮取三升，分为三服。

膈中有结积，觉骇骇④不去者

藜芦一两炙，末之，巴豆半两去皮心，熬之。先捣巴豆如泥，入藜芦末，又捣万杵，蜜丸，如麻子大，服一丸至二三丸。

膈中之病，名曰膏肓，汤丸径过，针灸不及，所以作丸含之，令气势得相熏染。有五膈丸方

麦门冬十分去心，甘草十分炙，椒、远志、附子炮、干姜、人参、桂、细辛各六分。捣筛，以上好蜜丸如弹丸。以一丸含，稍稍咽其汁，日三丸，服之。主短气，心胸满，心下坚，冷气也。

【点评】本条为最早的舌下含剂治疗心脏病法的记载。而使用

---

① 擿(tī 梯)：探，挑。

② 寒：当作"塞"。

③ 膈(bì 毕)：气郁结。常例应重言作"膈膈"或"愊愊"。

④ 骇骇：原指鼓声，引申指胀闷貌。

此方式给药的原因是发病位置特殊，"汤丸径过，针灸不及，所以作丸含之，令气势得相熏染"。

此疾有十许方，率皆相类，此丸最胜，用药虽多，不合五膈之名，谓忧膈、气膈、恚膈、寒膈[①]**，其病各有诊**[②]**，别在大方中。又有七气方，大约与此大同小别耳。**

附方

《圣惠方》治痰厥头痛。

以乌梅十个_{取肉}，盐二钱，酒一中盏，合煎至七分，去滓，非时温服，吐即佳。

又方：治冷痰饮恶心。

用荜拨一两，捣为末，于食前用清粥饮调半钱服。

又方：治痰壅呕逆，心胸满闷不下食。

用厚朴一两，涂生姜汁，炙令黄，为末，非时粥饮调下二钱匕。

《千金翼》论曰：治痰饮吐水，无时节者，其源以冷饮过度，遂令脾胃气羸，不能消于饮食，饮食入胃，则皆变成冷水。反吐不停者，赤石脂散主之。

赤石脂一斤，捣筛，服方寸匕，酒饮自任，稍稍加至三匕，服尽一斤，则终身不吐淡水[③]，又不下痢。补五脏，令人肥健。有人痰饮，服诸药不效，用此方遂愈。

《御药院方》真宗赐高祖相国，去痰清目，进饮食，生犀丸。

川芎十两_{紧小者}，粟米泔浸，三日换，切片子，日干为末，作两料；每料入麝、脑各一分，生犀半两，重汤煮，蜜杵为丸，小弹子大，茶酒嚼下一丸。痰，加朱砂半两；膈壅，加牛黄一分，水飞铁粉

① 不合……寒膈：此处语残，应有蚀损。五膈，古代有不同记载。据《诸病源候论·五膈气候》谓："五膈气者，谓忧膈、恚膈、气膈、寒膈、热膈也"，当脱"热膈"。

② 诊：此指证候。

③ 淡水：即"痰水"。淡，"痰"的古字。

一分；头目昏眩，加细辛一分；口眼㖞斜，炮天南星一分。

又方：治膈壅风痰。

半夏_{不计多少}，酸浆浸一宿，温汤洗五七遍，去恶气，日中晒干，捣为末，浆水搜饼子，日中干之，再为末，每五两，入生脑子一钱，研匀，以浆水浓脚①，丸鸡头大，纱袋贮，通风处阴干，每一丸，好茶或薄荷汤下。

王氏《博济》治三焦气不顺，胸膈壅塞，头昏目眩，涕唾痰涎，精神不爽。

利膈丸：牵牛子四两_{半生、半熟，不抖}，皂荚_{涂酥②}二两。为末，生姜自然汁煮，糊丸如桐子大，每服二十丸，荆芥汤下。

《经验后方》治头风化痰。

川芎（不计分两），用净水洗浸，薄切片子，日干或焙，杵为末，炼蜜为丸，如小弹子大，不拘时，茶酒嚼下。

又方：治风痰。

郁金一分，藜芦十分，各为末，和令匀，每服一字，用温浆水一盏，先以少浆水调下，余者，水漱口，都服，便以食压之。

《外台秘要》治一切风痰，风霍乱，食不消，大便涩。

诃梨勒三枚，捣取末，和酒顿服，三五度，良。

《胜金方》治风痰。

白僵蚕七个_{直者}，细研，以姜汁一茶脚，温水调灌之。

又方：治风痰。

以萝卜子为末，温水调一匙头，良久吐出涎沫。如是瘫缓风，以此吐后，用紧疏药③服，疏后服和气散，瘥。

《斗门方》治胸膈壅滞，去痰开胃。

---

① 浆水浓脚：指浆水沉淀的稠滓。
② 涂酥：六醴斋本作"酥炙"。《博济方》卷二《利膈丸》作"涂酥炙"，当从。
③ 紧疏药：紧药和疏药，即收敛药和疏散药。具体内容欠详。

用半夏，净洗，焙干，捣罗①为末，以生姜自然汁和为饼子，用湿纸裹，于慢火中煨令香，熟水两盏，用饼子一块，如弹丸大，入盐半钱，煎取一盏，温服。能去胸膈壅逆，大压痰毒，及治酒食所伤，其功极验。

治卒患胸痹痛方第二十九

胸痹之病，令人心中坚痞忽②痛，肌中苦痹。绞急如刺，不得俯仰，其胸前皮皆痛③，不得手犯④，胸满短气，咳嗽引痛，烦闷自⑤汗出，或彻引背膂，不即治之，数日害人。治之方

用雄黄、巴豆，先捣雄黄，细筛，纳巴豆，务熟捣相入，丸如小豆大，服一丸，不效，稍益之。

又方：取枳实，捣，宜服方寸匕，日三夜一服。

又方：捣栝蒌实_{大者}一枚，切薤白半升。以白酒七升，煮取二升，分再服，亦可加半夏四两_{汤洗去滑}，则用之。

又方：橘皮半斤，枳实四枚，生姜半斤。水四升，煮取二升，分再服。

又方：枳实、桂等分。捣末，橘皮汤下方寸匕，日三服。

仲景方神效

又方：桂、乌喙、干姜各一分，人参、细辛、茱萸各二分，贝母二分。合捣，蜜和丸，如小豆大，一服三丸，日三服之。

---

① 罗：用筛罗一类器物过筛。罗，细密的筛子。此用作动词。
② 忽：《外台秘要》卷十二《胸痹咳唾短气方》引《肘后方》作"急"。
③ 其胸前皮皆痛：《外台秘要》卷十二《胸痹咳唾短气方》引作"其胸前及背皆痛"。
④ 不得手犯：谓不能触碰。《外台秘要》卷十二《胸痹咳唾短气方》引作"手不得犯"。
⑤ 自：《外台秘要》卷十二《胸痹咳唾短气方》引作"白"。

若已瘥，复发者

下韭根五斤，捣，绞取汁，饮之愈。

附方

《杜壬》治胸膈痛彻背，心腹痞满，气不得通及治痰嗽。

大栝蒌去穰，取子熟炒，别研，和子皮，面糊为丸，如梧桐子大，米饮下十五丸。

治卒胃反呕啘方第三十

葛氏治卒干呕不息。方

破鸡子去白，吞中黄数枚，即愈也。

又方：捣葛根，绞取汁，服一升许。

又方：一云蔗汁，温令热，服一升，日三。一方生姜汁，服一升。

又方：灸两腕后两筋中一穴①，名间使，各七壮。灸心主尺泽，亦佳。

又方：甘草、人参各二两，生姜四两。水六升，煮取二升，分为三服。

治卒呕啘②又厥逆。方

用生姜半斤去皮切之，橘皮四两擘之。以水七升，煮三升，去滓。适寒温，服一升，日三服。

又方：蘡薁藤，断之当汁出，器承取，饮一升。生葛藤尤佳。

治卒啘不止。方

饮新汲井水数升，甚良。

---

① 一穴：《医心方》卷九《治干呕方》作"一夫"。

② 啘：同"哕"，干呕。

又方：痛爪①眉中央②，间气③也。

又方：以物刺鼻中各一分来许，皂荚纳鼻中，令嚏，瘥。

又方：但闭气仰引之。

又方：好豉二升，煮取汁，服之也。

又方：香苏浓煮汁，顿服一二升，良。

又方：粲米三升，为粉，井花水服之，良。

又方：用枇杷叶一斤，拭去毛，炙，水一斗，煮取三升。服芦根亦佳。

治食后喜呕吐者

烧鹿角灰二两，人参一两。捣末，方寸匕，日三服。姚同。

治人忽恶心不已。方

薤白半斤，茱萸一两，豉半升，米一合，枣四枚，枳实二枚，盐如弹丸。水三升，煮取一升半，分为三服。

又方：但多嚼豆蔻子，及咬槟榔，亦佳。

治人胃反不受食，食毕辄吐出。方

大黄四两，甘草二两。水二升，煮取一升半，分为再服之。

治人食毕噫醋④及醋心。方

人参一两，茱萸半斤，生姜六两，大枣十二枚。水六升，煮取二升，分为再服也。

哕不止

半夏洗，干，末之，服一匕，则立止。

又方：干姜六分，附子四分炮。捣，苦酒丸如梧子，服三丸，日三效。

附方

《张仲景方》治反胃呕吐，大半夏汤。

————————

① 爪：同"抓"。

② 央：原作"夹"，据《外台秘要》卷六《哕方》改。

③ 间气：《外台秘要》卷六《哕方》作"闭气"，义长。

④ 噫(ài 艾)醋：谓胃酸返出口中。

半夏三升，人参三两，白蜜一升。以水一斗二升，煎扬之一百二十遍，煮下三升半，温服一升，日再。亦治膈间痰饮。

又方：主呕哕。谷不得下，眩悸，半夏加茯苓汤。半夏一升，生姜半斤，茯苓三两切。以水七升，煎取一升半，分温服之。

《千金方》治反胃，食即吐。

捣粟米作粉，和水，丸如梧子大七枚，烂煮，纳醋中，细吞之，得下便已。面亦得用之。

又方：治干哕，若手足厥冷，宜食生姜，此是呕家圣药。

治心下痞坚，不能食，胸中呕哕。

生姜八两细切，以水三升，煮取一升，半夏五合洗去滑，以水五升，煮取一升。二味合煮，取一升半，稍稍服之。

又方，主干呕。

取羊乳一杯，空心饮之。

《斗门方》治翻胃①。

用附子一个最大者，坐于砖上，四面着火，渐逼②碎，入生姜自然汁中，又依前火逼干。复淬③之，约生姜汁尽。尽半碗许，捣罗为末，用粟米饮下一钱，不过三服，瘥。

《经验方》治呕逆反胃散。

大附子一个，生姜一斤，细锉，煮，研如面糊，米饮下之。

又方：治丈夫妇人吐逆，连日不止，粥食汤药不能下者，可以应用，此候效摩丸。

五灵脂不夹土石，拣精好者，不计多少，捣罗为末，研，狗胆汁和为丸，如鸡头大，每服一丸，煎热生姜酒，摩令极细，更以少生姜酒化以汤，汤药令极热，须是先做下粥，温热得所④。左手与患人药吃，不

① 翻胃：即反胃，本节标题亦作"胃反"，并指食入即吐或延后呕吐之症。
② 逼：通"煏"，火烘干。《玉篇》："煏，火干也。"
③ 淬：此指将烤干的附子再蘸生姜汁。
④ 得所：得宜；适宜。

得嗽①口，右手急将粥与患人吃，不令太多。

又方：碧霞丹，治吐逆立效。

北来黄丹四两，筛过，用好米醋半升，同药入铫②内，煎令干，却用炭火三秤。就铫内煅透红，冷，取，研细为末，用粟米饭丸，如桐子大，煎酵汤下七丸，不嚼，只一服。

《孙真人食忌》治呕吐。

以白槟榔一颗煨，橘皮一分炙，为末，水一盏，煎半盏服。

《广济方》治呕逆不能食。

诃梨勒皮二两去核，熬，为末，蜜和丸，如梧桐子大，空心服二十丸，日二服。

《食医心镜》主脾胃气弱，食不消化，呕逆反胃，汤饮不下。

粟米半升，杵细，水和丸，如梧子大，煮令熟，点少盐，空心和汁吞下。

《金匮玉函方》治五噎心膈气滞，烦闷吐逆，不下食。

芦根五两，剉，以水三大盏，煮取二盏，去滓，不计时，温服。

《外台秘要》治反胃。昔幼年经患此疾，每服食饼及羹粥等，须臾吐出。贞观许奉御兄弟③及柴、蒋等家，时称名医，奉敕令治，罄竭④各人所长，竟不能疗。渐羸惫，候绝朝夕。忽有一卫士云：服驴小便极验，旦服二合，后食唯吐一半；晡时又服二合，人定⑤时食粥，吐即便定。迄至今日午时奏之。大内⑥中五六人患反胃，同服，一时俱瘥。此药稍有毒，服时不可过多。承取尿，及热服二合，病深七日以来，服之良。后来疗人，并瘥。

又方：治呕。

---

① 嗽：同"漱"。
② 铫（diào 掉）：煮水熬药等用的炊具。
③ 弟：原作"第"，据六醴斋本改。
④ 罄竭：竭尽，用尽。
⑤ 人定：古时段名。指天黑后的一段时间，约当亥时。
⑥ 大内：皇宫。

麻仁三两^{杵，熬}，以水研，取汁，着少盐吃，立效。李谏议用，极妙。

又方：治久患咳噫^①，连咳四五十声者。

取生姜汁半合，蜜一匙头，煎令熟。温服，如此三服，立效。

又方：治咳噫。

生姜四两，烂捣，入兰香叶二两，椒末一钱匕，盐和面四两，裹作烧饼熟煨，空心吃，不过三两度，效。

《孙尚药方》治诸吃噫^②。

橘皮二两，汤浸去瓤，剉，以水一升，煎之五合，通热顿服，更加枳壳一两，去瓤炒，同煎之，服，效。

《梅师方》主胃反，朝食暮吐^③，旋旋吐者。

以甘蔗汁七升，生姜汁一升，二味相和，分为三服。

又方：治醋心。

槟榔四两，橘皮二两，细捣为散，空心生蜜汤下方寸匕。

《兵部手集》治醋心，每醋气上攻如酽醋^④。

吴茱萸一合，水三盏，煎七分，顿服，纵浓，亦须强服。近有人心如蜇^⑤破，服此方后，二十年不发。

治卒发黄疸诸黄病第三十一

治黄疸方

芜菁子五升，捣筛，服方寸匕，日三，先后十日，愈之。

---

① 咳噫(àiài 艾艾)：此指呃逆，即打嗝。"咳"同"呃"。下"咳"字同此。
② 吃噫：义同"呃噫"。呃逆、嗳气。
③ 朝食暮吐：道藏本此下有"暮食朝吐"四字，可从。
④ 酽(yàn 艳)醋：浓醋。
⑤ 蜇：刺。

又方：烧乱发，服一钱匕，日三服。秘方，此治黄疸。

又方：捣生麦苗，水和，绞取汁，服三升，以小麦胜大麦，一服六七合，口二四，此酒疸也。

又方：取藜芦着灰中，炮之，令小变色，捣，下筛，末，服半钱匕，当小吐，不过数服，此秘方也。

又方：取小豆、秫米、鸡屎白各二分。捣筛，为末，分为三服，黄汁当出，此通治面目黄，即瘥。

疸病有五种，谓黄疸、谷疸、酒疸、女疸、劳疸①也。黄汗②者，身体四肢微肿，胸满不得汗，汗出如黄檗汁③，由大汗出，卒入水所致。方

猪脂一斤，温令热，尽服之，日三，当下，下则稍愈。

又方：栀子十五枚，栝蒌子三枚，苦参三分。捣末，以苦酒渍鸡子二枚令软，合黄白以和药，捣丸，如梧子大，每服十丸，日五六，除热，不吐，即下，自消也。

又方：黄雌鸡一只，治之，到生地黄三斤，纳腹中，急缚仰置铜器中，蒸令极熟，绞取汁，再服之。

又方：生茅根一把，细切，以猪肉一斤，合作羹，尽啜食之。

又方：柞树皮，烧末，服方寸匕，日三服。

又方：甘草一尺，栀子十五枚，黄檗十五分。水四升，煮取一升半，分为再服。此药亦治温病发黄。

又方：茵陈六两，水一斗二升，煮取六升，去滓，纳大黄二两，栀子十四枚，煮取三升，分为三服。

又方：麻黄一把，酒五升，煮取二升半，可尽服，汗出，瘥。

---

① 黄疸……劳疸：《证类本草·豚卵》引《肘后方》作"黄疸、谷疸、酒疸、黑疸、女劳疸"。

② 汗：原作"汁"，《证类本草·豚卵》引《肘后方》作"汗"，据改。

③ 汁：原作"汗"，六醴斋本、《证类本草·豚卵》引《肘后方》并作"汁"，据改。

若变成疸者多死，急治之。方

土瓜根，捣取汁，顿服一升，至三服①。须病汗，当小便去②，不尔，更服之。

谷疸者，食毕头旋，心怫郁③不安而发黄，由失饥大食，胃气冲熏所致。治之方

茵陈四两，水一斗，煮取六升，去滓，纳大黄二两，栀子七枚，煮取二升，分三服，溺去黄汁，瘥。

又方：苦参三两，龙胆一合，末，牛胆丸如梧子，以生麦汁服五丸，日三服。

酒疸者，心懊痛，足胫满，小便黄，饮酒发赤斑黄黑，由大醉当风入水所致。治之方

黄耆二两，木兰一两，末之，酒服方寸匕，日三服。

又方：大黄一两，枳实五枚，栀子七枚，豉六合。水六升，煮取二升，分为三服。

又方：芫花、椒目等分，烧末，服半钱，日一两遍。

女劳疸者，身目皆黄，发热恶寒，小腹满急，小便难，由大劳大热交接，交接后入水所致。治之方

消石、矾石等分，末，以大麦粥饮服方寸匕。日三，令小汗出，小便当去黄汁也。

又方：乱发如鸡子大，猪膏半斤，煎令消尽，分二服。

【点评】本篇治黄疸与诸黄，虽然都是皮肤色染的黄病，但其发病机制不尽相同，表现也有差异，治疗则有同有异，反映出古人的辩证思维在深化疾病认识方面的推进。

---

① 至三服：《证类本草·王瓜》引《肘后方》作"平旦服食后"，《外台秘要》卷四《黑疸方》作"平旦服至食时"。

② 须病……便去：六醴斋本作"须发汗或小便去"，义长。

③ 怫（fú 伏）郁：忧郁不舒。

附方

《外台秘要》治黄疸。

柳枝，以水一斗，煮取浓汁半升，服令尽。

又方：治阴黄，汗染衣，涕唾黄。

取蔓菁子，捣末，平旦以井花水服一匙，日再。加至两匙，以知为度。每夜小便，重浸少许帛子，各书记日，色渐退白，则瘥。不过服五升。

《图经》曰：黄疸病及狐惑病，并猪苓散主之。

猪苓、茯苓、术等分，杵末，每服方寸匕，水调下。

《食疗》云：主心急黄。

以百合蒸过，蜜和食之，作粉尤佳。红花者，名山丹，不堪食。

治黄疸。

用秦艽一大两，细判，作两贴子，以上好酒一升，每贴半升酒，绞取汁，去滓，空腹分两服，或利便止。就中①好酒人易治。凡黄有数种，伤酒曰酒黄，夜食误食鼠粪亦作黄，因劳发黄，多痰涕，目有赤脉，日益憔悴，或面赤恶心者是。崔元亮用之，及治人皆得，方极效。

秦艽须用新罗文②者。

《伤寒类③要》疗男子妇人黄疸病，医不愈，耳目④悉黄，食饮不消。胃中胀热，生黄衣，在胃中有干屎⑤使病尔。

用煎猪脂一小升，温热顿服之，日三。燥屎下去，乃愈。

又方：治黄百药不瘥。

煮驴头熟，以姜齑啖之，并随多少饮汁。

---

① 就中：其中。

② 新罗文：道藏本、四库本并作"新好罗文"，当从。文，同"纹"。

③ 类：原作"频"，据六醴斋本、四库本并《证类本草·豚卵》条改。

④ 耳目：《证类本草·豚卵》条同。《外台秘要》卷四《黄疸方》作"身目"，义长。

⑤ 屎：原作"尿"，据《证类本草·豚卵》改。

又方：治黄疸，身眼皆如金色。

不可使妇人鸡犬见，取东引桃根，切细如箸若钗股以下者一握，以水一大升，煎取一小升，适温，空腹顿服。后三五日，其黄离离①如薄云散，唯眼最后瘥，百日方平复。身黄散后，可时时饮一盏清酒，则眼中易散。不饮则散迟。忌食热面、猪、鱼等肉。此是徐之才家秘方。

《正元广利方②》疗黄，心烦热，口干，皮肉皆黄。

以秦艽十二分，牛乳一大升，同煮，取七合，去滓。分温再服，瘥。此方出于许人则。

治卒患腰胁痛诸方第三十二

葛氏，治卒腰痛诸方，不得俯仰方

正立倚小竹，度其人足下至脐，断竹，及以度后当脊中，灸竹上头处，随年壮。毕，藏竹，勿令人得矣。

又方：鹿角长六寸，烧，捣末，酒服之。鹿茸尤佳。

又方：取鳖甲一枚，炙，捣筛，服方寸匕，食后，日三服。

又方：桂八分，牡丹四分，附子二分。捣末，酒服一刀圭，日再服。

治肾气虚衰，腰脊疼痛，或当风卧湿，为冷所中，不速治，流入腿膝，为偏枯、冷痹、缓弱，宜速治之。方

独活四分，附子一枚大者，炮，杜仲、茯苓、桂心各八分，牛膝、秦艽、防风、芎䓖、芍药六分，细辛五分，干地黄十分切。水九升，煮取三升，空腹分三服，如行八九里进一服，忌如前，顿服三剂。

---

① 离离：明亮貌。

② 正元广利方：原名"贞元集要广利方"，亦称"贞元广利方"。唐代李适撰于贞元十二年(796)，以此得名。历史传抄中因避宋仁宗赵祯嫌名讳改"贞"为"正"。

【点评】葛洪此处对该病病因、症状表现及发病过程的描述，与腰椎间盘突出症相吻合，是世界上对此病的最早记载。治法上以补肾温阳、驱风通络为主，也颇有参考价值。

治诸腰痛，或肾虚冷，腰疼痛，阴萎方

干漆熬烟绝、巴戟天去心、杜仲、牛膝各十二分，桂心、狗脊、独活各八分，五加皮、山茱萸、干薯蓣各十分，防风六分，附子四分。炼蜜丸，如梧子大，空腹酒下二十丸，日再。加减，以知为度也，大效。

胁痛如打方

大豆半升，熬令焦，好酒一升，煮之令沸，熟①饮取醉。

又方：芫花、菊花等分，踯躅花半斤。布囊贮，蒸令热，以熨痛处，冷复易之。

又方：去穷骨上一寸，灸七壮，其左右一寸，又灸七壮。

又，积年久疢②，有时发动方

干地黄十分，甘草五分，干漆五分，白术③五分，桂一尺。捣筛，酒服一匕，日三服。

又方：六七月取地肤子，阴干，末，服方寸匕，日五六服。

治反腰有血痛方

捣杜仲三升许，以苦酒和，涂痛上，干复涂，并灸足踵④白肉际，三壮。

治臂⑤腰痛

生葛根，嚼之，咽其汁，多多益佳。

又方：生地黄，捣，绞取汁三升，煎取二升，纳蜜一升，和一

---

① 熟：四库本作"热"。
② 疢：疾病。六醴斋本、四库本均作"痛"。
③ 白术：原作"水"一字，据《外台秘要》卷十七《久腰痛方》改。
④ 踵：原作"肿"，《医心方》卷六《治概腰痛方》作"踵"。踵，脚跟。义长，据改。
⑤ 臂(guì 贵)腰痛：指突发性腰痛。

升，日三服，不瘥，则更服之。

又方：灸腰眼中，七壮。

臀腰者，犹如反腰，忽转而倇①之。

【点评】臀腰，指急性腰扭伤一类疾病。《诸病源候论》卷五《腰背病诸候》："卒然伤腰致痛，谓臀腰。"《医心方》卷六《治概腰痛方》引作"概腰痛"。臀、概，都不足以提示此名的含义。此字的一个异体写作"胒"，民间称急性腰扭伤为"岔气"，"胒"从"气"，或许可以认为是此病证的名源。

治腰中常冷，如带钱方

甘草、干姜各二两，茯苓、术各四两。水五升，煮取三升，分为三服。《小品》云：温。

治胁卒痛如打方

以绳横度两乳中间，屈绳从乳横度，以趍②痛胁下，灸绳下屈处，三十壮，便愈。此本在杂治中。

《隐居效方③》腰背痛方

杜仲一斤，切，酒二斗，渍十日，服三合。

附方

《千金方》治腰脚④疼痛。

胡麻一升新者，熬令香，杵筛，日服一小升，计服一斗，即永瘥。酒饮、蜜汤、羹汁皆可服之，佳。

《续千金方》治腰膝疼痛伤败。

鹿茸不限多少，涂酥，炙紫色，为末，温酒调下一钱匕。

《经验方》治腰脚痛。

---

① 倇：疑通"踠"，又作"踒"，筋骨折伤。《医心方》卷六《治概腰痛方》作"桅"。

② 趍：此指移向。《医心方》卷六《治概腰痛方》作"起"。

③ 隐居效方：隐居，指陶弘景。效方，指陶氏撰集的《效验方》。

④ 脚：腿。

威灵仙一斤，洗，干，好酒浸七日，为末，面糊丸，桐子大，以浸药酒，下二十丸。

《经验后方》治腰疼神妙。

用破故纸，为末，温酒下三钱匕。

又方：治肾虚腰脚无力。

生栗，袋贮，悬干，每日平明吃十余颗，次吃猪肾粥。

又方：治丈夫腰膝积冷痛，或顽麻无力。

菟丝子洗，秤一两，牛膝一两。同浸于银器内，用酒过一寸，五日曝干，为末，将元①浸酒，再入少醇酒作糊，搜和丸，如梧桐子大，空心酒下二十丸。

《外台秘要》疗腰痛。

取黄狗皮，炙，裹腰痛处，取暖彻为度，频②即瘥也。徐伯玉方同。

《斗门方》治腰痛。

用大黄半两，更入生姜半两，同切如小豆大，于铛内炒令黄色，投水两碗，至五更初，顿服，天明取③下腰间恶血物。用盆器贮，如鸡肝样，即痛止。

又方：治腰重痛。

用槟榔，为末，酒下一钱。

《梅师方》治卒腰痛，暂④转不得。

鹿角一枚，长五寸，酒二升，烧鹿角令赤，纳酒中，浸一宿，饮之。

崔元亮《海上方》治腰脚冷风气。

以大黄二大两，切如棋子，和少酥炒，令酥尽入药中，切不得令

---

① 元：同"原"，原先。

② 频：《证类本草》卷十七"顿"，义长。

③ 取：《本草品汇精要》卷十三同方作"即"，义长。

④ 暂：突然。

黄，焦则无力，捣筛，为末，每日空腹以水大三合，入生姜两片如钱，煎十余沸，去姜，取大黄末两钱，别置碗子中，以姜汤调之，空腹顿服，如有余姜汤，徐徐呷之令尽，当下冷脓多恶物等，病即差，止。古人用毒药攻病，必随人之虚实而处置，非一切而用也。姚僧垣初仕，梁武帝因发热，欲服大黄。僧垣曰：大黄乃是快药，至尊年高，不可轻用。帝弗从，几至委顿①。元帝常有心腹疾，诸医咸谓宜用平药，可渐宣通。僧垣曰：脉洪而实，此有宿食，非用大黄无瘥理。帝从而遂愈。以此言之，今医用一毒药而攻众病，其偶中病，便谓此方之神奇；其瘥误，乃不言用药之失。如此者众矣，可不戒哉！

《修真方》神仙方：

菟丝子一斗，酒一斗，浸良久，漉出暴干，又浸，以酒尽为度。每服二钱，温酒下，日二服，后吃三五匙水饭压之。至三七日加至三钱匕，服之令人光泽，三年老变为少，此药治腰膝去风，久服延年。

治虚损羸瘦不堪劳动方第三十三

治人素有劳根，苦作便发，则身百节皮肤，无处不疼痛，或热筋急。方

取白柘东南行根一尺，刮去上皮，取中间皮以烧屑，亦可细切捣之。以酒服三方寸匕，厚覆取汗，日三服。无酒，以浆服之。白柘，是柘之无刺者也。

治卒连时不得眠方

暮以新布火炙以熨目，并蒸大豆，更番囊贮枕，枕冷复更易热，终夜常枕热豆，即立愈也。

此二条本在杂治中，并皆虚劳，患此疾，虽非乃飙急②，不即

---

① 委顿：疲困。
② 虽非乃飙急：六醴斋本作"虽非急飙，若"。四库本作"虽非飙急，若"，可从。

治，亦渐瘥人。后方劳救，为力数倍，今故略载诸法。

凡男女因积劳虚损，或大病后不复常，若四体沉滞，骨肉疼酸，吸吸①少气，行动喘惙②；或小腹拘急，腰背强痛，心中虚悸，咽干唇燥，面体少色；或饮食无味，阴阳废弱，悲忧惨戚，多卧少起。久者积年，轻者才百日，渐至瘦削，五脏气竭，则难可复振。治之汤方

甘草二两，桂三两，芍药四两，生姜五两无者，亦可用干姜，大枣二七枚。以水九升，煮取三升，去滓。纳饴八两，分三服，间日复作一剂，后可将诸丸散耳。黄耆加二两，人参二两，为佳。若患痰满及溏泄，可除饴耳。姚同。

又方：乌雌鸡一头治如食法，以生地黄一斤切，饴糖二升，纳腹内，急缚，铜器贮，甑中蒸五升米久。须臾取出，食肉，饮汁，勿啖盐，三月三度作之。姚云神良，并止盗汗。

又方：甘草一两，白术四两，麦门冬四两，牡蛎二两，大枣二十枚，胶三两。水八升，煮取二升，再服。

又方：黄耆、枸杞根白皮、生姜三两，甘草、麦门冬、桂各二两，生米三合。水九升，煮取三升，分四服。

又方：羊肾一枚切，术一升。以水一斗，煮取九升，服一升，日二三服，一日尽。冬月分二日服，日可再服。

又，有建中肾沥汤法诸丸方

干地黄四两，茯苓、薯蓣、桂、牡丹、山茱萸各二两，附子、泽泻一两。捣，蜜丸，如梧子，服七丸，日三，加至十丸。

此是张仲景八味肾气丸方，疗虚劳不足，大伤饮水，腰痛，小腹急，小便不利。又云长服，即去附子，加五味子，治大风冷。

又方：苦参、黄连、菖蒲、车前子、悲冬③，枸杞子各一升。捣，蜜丸如梧子大，服十丸，日三服。

---

① 吸吸：呼吸急促貌。

② 喘惙(chuò 绰)：喘促气短。惙，短气貌。

③ 悲冬：六醴斋本、四库本并作"忍冬"，当是。

有肾气大丸法诸散方

术一斤，桂半斤，干地黄、泽泻、茯苓各四两。捣筛，饮服方寸匕，日三两服，佳。

又方：生地黄二斤，面一斤。捣，炒干，筛，酒服方寸匕，日三服。

附方

枸杞子酒，主补虚，长肌肉，益颜色，肥健人，能去劳热。

用生枸杞子五升，好酒二斗。研，搦①，匀碎，浸七日，漉去滓，饮之。初以三合为始，后即任意饮之。《外台秘要》同。

《食疗》补虚劳，治肺劳，止渴，去热风。

用天门冬去皮心，入蜜煮之，食后服之。若曝干，入蜜丸，尤佳。亦用洗面，甚佳。

又方：雀卵白，和天雄末、菟丝子末，为丸，空心酒下五丸。主男子阴痿不起，女子带下，便溺不利，除疝瘕，决痈肿，续五脏气。

《经验方》暖精气，益元阳。

白龙骨、远志等分，为末，炼蜜丸，如梧桐子大，空心卧时，冷水下三十丸。

又方：除盗汗及阴汗。

牡蛎，为末，有汗处粉之。

《经验后方》治五劳七伤，阳气衰弱，腰脚无力，羊肾苁蓉羹法。

羊肾一对去脂膜，细切，肉苁蓉一两酒浸一宿，刮去皱皮②，细切，相和作羹，葱白、盐五味等，如常法事治③，空腹食之。

又方：治男子女人，五劳七伤，下元久冷，乌髭鬓，一切风病，四肢疼痛，驻颜壮气。

补骨脂一斤，酒浸一宿，放干，却用乌油麻一升，和炒，令麻子

---

① 搦(nuò 诺)：按压。

② 皴(cūn 村)皮：皱缩的表皮。

③ 如常法事治：谓按日常加工的方法加工。

声绝，即播^①去，只取补骨脂为末，醋煮面糊丸，如梧桐子大，早晨温酒，盐汤下二十丸。

又方：固阳丹。

菟丝子二两_{酒浸十日，水淘②，焙干为末}，更入杜仲一两_{蜜炙}。捣，用薯蓣末，酒煮为糊，丸如梧桐子大，空心用酒下五十丸。

《食医心镜》益丈夫，兴阳，理腿膝冷。

淫羊藿一斤，酒一斗浸，经三日，饮之，佳。

《御药院》治脚膝风湿，虚汗少力，多疼痛及阴汗。

烧矾作灰，细研末，一匙头，沸汤投之，淋洗痛处。

《外台秘要》补虚劳，益髓，长肌，悦颜色，令人肥健。

鹿角胶，炙，捣，为末，以酒服方寸匕，日三服。

又，治骨蒸。

桃仁一百二十枚_{去皮、双人③、留尖}，杵和为丸，平旦井花水顿服令尽，服讫，量性饮酒令醉，仍须吃水，能多最精。隔日又服一剂，百日不得食肉。

又，骨蒸亦曰内蒸，所以言内者，必外寒内热附骨也，其根在五脏六腑之中，或皮燥而无光。蒸作之时，四肢渐细，足跗^④肿者。

石膏十分，研如乳法，和水^⑤服方寸匕，日再，以体凉为度。

崔元亮《海上方》疗骨蒸鬼气。

取童子小便五大斗_{澄过}，青蒿五斗_{八月九月采，带子者最好，细剉}，二物相和，纳好大釜中，以猛火煎取三大斗，去滓，净洗釜，令干，再泻汁，安釜中，以微火煎可二大斗。即取猪胆十枚，相和煎一大斗半，

---

① 播：通"簸"。此谓利用风力扬去麻子。

② 水淘：六醴斋本在"菟丝子二两"下，义胜，当从。

③ 双人：谓核中有两个果仁的。"人"，用同"仁"。

④ 跗：原作"肤"，四库本同。六醴斋本作"肤"。据《外台秘要》卷十三《虚劳骨蒸方》改。跗，脚背。

⑤ 水：六醴斋本作"冰"。按此证为骨蒸发热，其治疗要求"体凉为度"，故作"冰"似可从。

除火待冷，以新瓷器贮，每欲服时，取甘草二三两，熟炙，捣末，以煎和，捣一千杵为丸。空腹粥饮下二十丸，渐增至三十丸，止。

治脾胃虚弱不能饮食方第三十四

治卒得食病，似伤寒，其人但欲卧，七八日不治杀人。方

按其脊两边有陷处，正灸陷处两头，各七壮，即愈。

治食鱼鲙①及生肉，住胸膈中不消化，吐之又不出，不可留，多使成癥。方

朴消如半鸡子一枚，大黄一两。凡二物，㕮咀，以酒二升，煮取一升，去滓，尽服之，立消。若无朴消者，芒消代之，皆可用。

治食生冷杂物，或寒时衣薄当风，或夜食便卧，不即消，心腹烦痛，胀急，或连日不化。方

烧地令极热，即敷薄荐莞席②，向③卧，覆取汗，即立愈也。

治食过饱烦闷，但欲卧而腹胀。方

熬面令微香，捣，服方寸匕。得大麦生面益佳，无面，以糜亦得。

此四条本在杂治中，皆食饮脾胃家事，令胃气充实，则永无食患。食④宜先治其本，故后疏诸法。

腹中虚冷，不能饮食，食辄不消，羸瘦致之，四肢尪弱⑤，百疾

---

① 鱼鲙(kuài 快)：此指生鱼片。"鲙"同"脍"，细切肉。

② 敷薄荐莞(guān 关)席：铺开草席。荐，草席。莞，又名水葱，茎高五六尺，可织席。《普济方》卷二十三《脾胃虚冷水谷不化》作"敷薄荐若莞席"，义长。薄，通"傅"，即敷布之"敷"，后人不晓，疑衍增"敷"字。参见第十二篇"敷薄布席"注。

③ 向：诸本同，难解。"向"上或下疑缺一方位词。

④ 食：疑当为"食患"，前文二字重文。

⑤ 尪(wāng 汪)弱：消瘦羸弱。

因此互生①。

生地黄十斤，捣绞取汁，和好面三斤，以日曝干，更和汁，尽止。未食后，服半合，日三，稍增至三合。

又方：面半斤，麦蘖五升，豉五合，杏仁二升。皆熬令黄香，捣筛，丸如弹，服一枚，后稍增之。

又方：大黄、芍药各半斤。捣，末之，芒消半斤，以蜜三斤，于铜器中汤上煎，可丸如梧子大，服七丸至十丸。

又方：曲一斤，干姜十两，茱萸一升，盐一弹。合捣，蜜和如弹丸，日三服。

又方：术二斤，曲一斤熬令黄。捣，蜜丸如梧子大，服三十丸，日三。若大冷，可加干姜三两。若患腹痛，加当归三两。羸弱，加甘草二两，并长将息，徐以曲术法。疗产后心下停水，仍须利之。

治脾胃气弱，水谷不得下，遂成不复受食。方

大麻子三升，大豆炒黄香。合捣筛，食前一二方寸匕，日四五服，佳矣。

治饱食便卧，得谷劳病，令人四肢烦重，嘿嘿②欲卧，食毕辄甚。方

大麦蘖一升，椒一两，并熬，干姜三两。捣末，服方寸匕，日三四服。

附方

《食医心镜》治脾胃气冷，不能下食，虚弱无力，鹘突羹③。

鲫鱼半斤，细切，起作鲙，沸豉汁热投之，着胡椒、干姜、莳萝、橘皮等末，空腹食之。

《近世方》主脾胃虚冷，不下食，积久羸弱成瘵者。

温州白干姜一物，浆水煮，令透心润湿，取出焙干，捣筛，陈廪

---

① 互生：轮流发生。
② 嘿嘿：同"默默"。谓神疲语静。
③ 鹘突羹：谓杂合之羹。鹘突，同"胡涂"。

米煮粥饮，丸如桐子，一服三五十丸，汤使任用，其效如神。

《食疗》治胃气虚，风热不能食。

生姜汁半鸡子壳，生地黄汁少许，蜜一匙头，和水三合，顿服，立瘥。

《经验方》治脾元气发歇，痛不可忍者。

吴茱萸一两，桃仁一两，和炒，令茱萸焦黑，后去茱萸，取桃仁，去皮尖，研细，葱白三茎煨熟，以酒浸，温分二服。

《经验后方》治脾胃进食。

茴香二两，生姜四两，同捣令匀，净器内湿纸盖一宿，次以银石器中文武火①炒令黄焦，为末，酒丸如梧子大，每服十丸至十五丸，茶酒下。

《外台秘要》治久患气胀。

乌牛尿，空心温服一升，日一服，气散即止。

治卒绝粮失食饥惫欲死方第三十五

粒食者，生人②之所资，数日乏绝，便能致命。《本草》有不饥之文，而医方莫言斯术者，当以其涉在仙奇之境，非庸俗所能遵故也。遂使荒馑之岁，饿尸横路，良可哀乎！今略载其易为者云。

若脱值奔窜在无人之乡，及堕坠溪谷、空井、深冢之中，四顾迥绝，无可借口③者，便须饮水服气，其服法如下：

闭口以舌料④上下齿，取津液而咽之，一日得三百六十咽便佳。

---

① 文武火：小而弱的火为文火，大而猛的火为武火。
② 生人：人民。《医心方》卷二十六《断谷方》引作"生民"。"人"当为"民"，唐朝时避李世民讳而改字。
③ 借口：谓供给口腹。
④ 料：料弄，撩动。

渐习乃可至千，自然不饥。三五日小疲极①，过此便渐轻强。复有食十二时、六戊者诸法，恐危逼之地，不能晓方面及时之早晚，故不论此。若有水者，卒无器，便与左手贮。祝曰：丞掾吏之赐，真乏粮，正赤黄，行无过城下，诸医以自防。毕，三叩②齿，右手指三叩左手，如此三遍，便饮之。后复有杯器贮水，尤佳。亦左手执，右手以物扣之如法。日服三升，便不复饥，即瘥。

若可得游涉之地，周行山泽间者

但取松、柏叶，细切，水服二合。日中二三升，便佳。又，掘取白茅根，洗净，切，服之。

此三物得行曝燥，石上捣碎服，服者食方寸③，辟④一日。又，有大豆者，取令光明匝热⑤。以水服，尽此则解十日。赤小豆亦佳。得熬二豆黄，末，服一二升，辟十日。草中有术、天门冬、麦门冬、黄精、葳蕤、贝母，或生或熟，皆可单食。树木上自耳⑥及檀、榆白皮，并可辟饥也。

若遇荒年谷贵，无以充粮，应须药济命者

取稻米一斗，淘汰之，百蒸百曝，捣，日一餐，以水。得三十日都止，则可终身不食，日行三百里。

又方：粳米一斗，酒三升，渍之，出曝之，又渍，酒尽止出，稍食之，渴饮之，辟三十日。足一斛二升，辟周年。

有守中丸药法

其疏诸米豆者，是人间易得易作，且不乖⑦谷气，使质力无减

---

① 疲极：疲劳。极，亦"疲"，同义连用。

② 叩：敲击。

③ 方寸：似当作"方寸匕"，脱一"匕"字。

④ 辟：指辟谷。即不吃饭食。

⑤ 取令光明匝热：原作"取含光明市热"。《医心方》卷二十六《断谷方》作"取三升，捼令光明遍热"，据改。匝，周遍。

⑥ 自耳：《医心方》卷二十六《断谷方》作"白耳"，似指白木耳。

⑦ 乖：反，背。

耳。恐肉秽之身，忽然专御药物，或非所堪。若可得频营①，则自更按余所撰谷方中求也。

附方

《圣惠方》绝谷升仙不食法。

取松实，捣为膏，酒调下三钱，日三，则不饥。渴饮水，勿食他物，百日身轻，日行五百里。

《野人闲话》云：伏虎尊师炼松脂法。

十斤松脂，五度以水煮过，令苦味尽，取得后，每一斤炼了松脂入四两茯苓末，每晨水下一刀圭。即终年不食，而复延龄，身轻清爽。

《抱朴子》云：汉成帝时，猎者于终南山见一人，无衣服，身皆生黑毛，跳坑越涧如飞，乃密伺其所在，合围取得，乃是一妇人。问之，言：我是秦之宫人，关东贼至，秦王出降，惊走入山，饥无所食，洎②欲饿死，有一老公教我吃松柏叶实。初时苦涩，后稍便吃③，遂不复饥，冬不寒，夏不热。此女是秦人，至成帝时，三百余载也。

---

① 营：谋求。

② 洎（jì济）：及，到。

③ 稍便吃：谓逐渐熟习吃松柏叶实。

治痈疽妒乳①诸毒肿方第三十六

《隐居效方》治羊②疽疮，有虫痒

附子八分，藜芦二分，末，傅之，虫自然出。

《葛氏》疗奶发，诸痈疽发背及乳③方

比④灸其上百壮。

又方：熬桼粉令黑，鸡子白和之，涂练上以贴痈，小穿练上，作小口泄毒气，燥易之，神秘。

又方：釜底土⑤捣，以鸡子中黄和涂之。加少豉，弥良。

又方：捣黄蘗末，筛，鸡子白和，厚涂之，干复易，瘥。

又方：烧鹿角，捣末，以苦酒和涂之，佳。

又方：于石上水磨鹿角，取浊汁涂痈上，干复易，随手消。

又方：末半夏，鸡子白和涂之。水磨，傅，并良。

又方⑥：神效。水磨，出《小品》。

又方：醋和茱萸，若捣姜或小蒜傅之，并良。

---

① 妒乳：妇女产后乳汁蓄积所致之乳房胀硬掣痛甚或瘙痒生疮的病证。

② 羊：通"痒"。痒，一义同"疡"，疮疡。

③ 奶发……及乳：指乳部或背部的痈疽。奶发，即乳房发痈疽。痈疽发背及乳，即发背(乳)痈(疽)。古人习惯说痈疽发在某部。《外台秘要》卷二十四《痈疽发背杂疗方》引文无"奶发"二字。

④ 比：《医心方》卷第十五《治痈疽未脓方》作"但"；《外台秘要》卷二十四《痈疽发背杂疗方》作"皆"，义胜。

⑤ 土：原作"上"，据《外台秘要》卷二十四《痈疽发背杂疗方》改。

⑥ 又方：二字疑衍。本条疑非"又方"，而是前方附语。

一切恶毒肿

蔓菁根一大握_{无，以龙葵根代之}，乳头香一两_{光明者}，黄连一两_{宣州者}，杏仁四十九枚_{去尖用}，柳木取三四钱_{白色者}。各细剉，捣三二百杵，团作饼子，厚三四分，可肿处大小贴之，干复易，立散。别贴膏药治疮处，佳。

《葛氏》疗痈发数十处方

取牛矢烧，捣末，以鸡子白和涂之，干复易，神效。

又方：用鹿角、桂、鸡屎，别捣，烧，合和，鸡子白和涂，干复上。

又，痈已有脓，当使坏方

取白鸡两翅羽肢①各一枚，烧服之，即穿。姚同。

又方：吞薏苡子一枚，勿多。

又方：以苦酒和雀矢，涂痈头上，如小豆②。

《葛氏》若已结痈，使聚不更长，方

小豆，末，涂。若鸡子白和尤佳，即瘥。

又方：芫花，末，胶汁和贴上，燥复易，化为水。

若溃后，脓血不止，急痛。

取生白楸叶，十重贴上，布帛宽缚之③。

乳肿

桂心、甘草各二分，乌头一分_炮。捣为末，和苦酒，涂，纸覆之，脓化为水，则神效。

《葛氏》妇女乳痈妒肿

削柳根皮，熟捣，火温，帛囊贮熨之，冷更易，大良。

---

① 羽肢：当作"羽支"，鸟类翅羽两侧的毛。
② 如小豆：《证类本草·醋》作"如小豆大，即穿"，义足。
③ 宽缚之：《备急千金要方》卷二十二《痈疽》作"缓急得所"。

又方：取研米槌煮令沸，絮中覆乳，以熨上，当用二枚互熨之①，数十回止。姚云：神效。

乳痈方

大黄、莔草、伏龙肝_{灶下黄土也}、生姜各二分。先以三物，捣筛，又合生姜捣，以醋和涂，乳痈则止，极验。《刘涓子》不用生姜，用生姜②，四分③分等。余比见用鲫鱼立验。此方《小品》，佳。

《姚氏》乳痈

大黄、鼠粪_{湿者}、黄连各一分。二物为末，鼠矢更捣，以黍米粥清④和，傅乳四边，痛即止，愈。无黍米，用粳米并得。

又方：牛马矢傅，并佳，此并消去。

《小品》妒方⑤

黄芩、白敛、芍药分等。末，筛，浆服一钱匕，日五服。若右乳结者，将左乳汁服；左乳结者，将右乳汁服。散消根。姚同此方，必愈。

姚方，捣生地黄，傅之，热则易。小豆亦佳。

又云：二三百众疗不瘥⑥，但坚紫色者。

用前柳根皮法。云熬令温，熨肿，一宿愈。

凡乳汁不得泄，内结，名妒乳，乃急于痈。

《徐玉》疗乳中瘰疬起痛，方

大黄、黄连各三两，水五升，煮取一升二合，分三服，得下，

---

① 取研……熨之：《外台秘要》卷三十四《乳痈肿方》作"研米槌二枚，煮令热，以絮巾覆乳上，用二槌更互熨肿"。《备急千金要方》卷二十三《肠痈》作"取研米槌二枚，灸热，以絮及故帛搦乳上，以槌互熨之"。义明，可参。

② 生姜：四库本作"干姜"，当从。《外台秘要》卷三十四《乳痈肿方》作"生鱼"。

③ 分：当作"物"。

④ 粥清：谓粥面上层薄汤。

⑤ 妒方：似有阙字，当作"妒乳方"。《外台秘要》卷三十四《妒乳疮痛方》作"小品妒乳方"。

⑥ 二三……不瘥：《证类本草·柳华》引作"二三日肿痛不差"，据上下文当作"二三月"。

即愈。

《葛氏》卒毒肿起急痛，方

芜菁根_{大者}，削去上皮，熟捣，苦酒和如泥，煮三沸，急搅之出，傅肿，帛裹上。日再三易，用子亦良。

又方：烧牛矢，末，苦酒和，傅上，干复易。

又方：水和石灰封上，又苦酒磨升麻若青木香或紫檀，以磨傅上，良。

又方：取水中萍子草①，熟捣，以傅上。

又，已入腹者

麝香、熏陆香、青木香、鸡舌香各一两。以水四升，煮取二升，分为再服。

若恶核肿结不肯散者

吴茱萸、小蒜分等，合捣傅之。丹蒜亦得。

又方：捣鲫鱼以傅之。

若风肿多痒，按之随手起，或隐疹②。方

但令痛③以手摩捋抑按，日数度，自消。

又方：以苦酒磨桂若独活，数傅之，良。

身体头面，忽有暴肿处如吹。方

巴豆三十枚，连皮碎，水五升，煮取三升，去滓，绵沾以拭肿上，趁④手消，勿近口。

皮肉卒肿起，狭长赤痛名胹⑤

鹿角五两，白敛一两，牡蛎四两，附子一两。捣筛，和苦酒，涂帛上，燥复易。

---

① 水中萍子草：即浮萍，一种常见水生草。
② 隐疹：突起的皮疹，特指皮肤过敏引起的皮疹。
③ 痛：用力。
④ 趁：逐。
⑤ 胹(biàn 变)：皮下经脉隆起如鳝绳状之疾。

《小品》痈结肿坚如石，或如大核色不变，或作石痈不消

鹿角八两_{烧作灰}，白敛二两_{粗理黄色}，磨石一斤_{烧令赤}。三物捣作末，以苦酒和泥，厚涂痈上，燥更涂，取消止。内服连翘汤下之。姚方云：烧石令极赤，纳五升苦酒中；复烧，又纳苦酒中，令减半止，捣石和药。先用所余苦酒，不足，添上用。

《姚方》若发肿至坚，而有根者，名曰石痈

当上灸百壮，石子当碎出。不出者，可益壮。痈、疽、瘤、石痈、结筋、瘰疬，皆不可就针角①。针角者，少有不及祸者也。

又，痈未溃方

茵草末，和鸡子白，涂纸令厚，贴上，燥复易，得痛，自瘥。

痈肿振焮不可枨②方

大黄，捣筛，以苦酒和，贴肿上，燥易，不过三，即瘥减，不复作，脓自消除，甚神验也。

痈肿未成脓

取牛耳垢封之，即愈。

若恶肉不尽者，食③肉药食去，以膏涂之，则愈。食肉方

取白炭灰、荻灰等分，煎令如膏_{此不宜预作}。十日则歇。并可与去黑子。此大毒。若用效验，本方用法。

凡痈肿用

栝蒌根、赤小豆，皆当纳苦酒中，五宿出，熬之毕，捣为散，以苦酒和，涂纸上，贴肿，验。

《隐居效方④》消痈肿

白敛二分，藜芦一分，为末，酒⑤和如泥，贴上，日三，大良。

---

① 针角：针刺和拔火罐。
② 枨：当作"抶（chéng）"，触碰。
③ 食：同"蚀"。
④ 效方：《外台秘要》卷二十四《痈肿方》引同条作"必效方"。
⑤ 酒：《外台秘要》卷二十四《痈肿方》引作"苦酒"，可从。

疽疮骨出

黄连、牡蛎各二分，为末，先盐酒洗，后傅。

《葛氏》忽得熛疽①着手足肩②，累累③如米豆，刮汁出，急疗之

熬芜菁，熟捣，裹，以展转④其上，日夜勿止。

若发疽于十指端，及色赤黑，甚难疗，宜按大方，非单方所及。

【点评】本书专事"备急"，即预备于应急治疗。但有些病虽然急重，却非单验方可以对应，本书也予以明示，"非单方所及"。本条即是明显的例子。

若骨疽积年，一捏一汁出，不瘥

熬末胶饴，勃⑤疮上，乃破生鲤鱼以揭之，如炊顷，刮视有小虫出，更洗傅药，虫尽，则便止，瘥。

姚方云：熛疽者，肉中忽生一黬子⑥，如豆粟，剧者如梅李大，或赤，或黑，或白，或青，其黶有核，核有深根，应心小久⑦，四面悉肿疱，黯黮⑧紫黑色，能烂坏筋骨，毒入脏腑，杀人。南方人名为揭着毒

着厚肉处，皆割之，亦烧铁令赤，烙赤⑨三上，令焦如炭。亦灸

---

① 熛疽：《备急千金要方》卷二十二《瘭（biāo）疽》作"瘭疽"。局部皮肤炎肿化脓的疮毒。常生于手指头或脚趾头。

② 肩：《备急千金要方》卷二十二《瘭疽》作"肩背"，可从。

③ 累累：硬结连续貌。

④ 展转：同"辗转"，谓翻来覆去。

⑤ 勃：通"傅"，后世作"敷"。

⑥ 黬（yǎn 眼）子：亦作"黬子"，指熛疽中心深色的疮核。《备急千金要方》卷二十二《瘭疽》作"点子"。

⑦ 其黶……小久：《备急千金要方》卷二十二《瘭疽》作"其状不定有根不浮肿痛伤之应心根深至肌经久"。应心，《外台秘要》卷二十四《瘭疽方》作"痛瘆应心"。小久，六醴斋本、四库本并作"少久"，同"稍久"。

⑧ 黯黮（àn dàn 暗淡）：色暗，不鲜明。

⑨ 赤：六醴斋本作"毒"，较是。

黯疱①上，百壮为佳。早春酸蓁叶，薄其四面，防其长也。饮葵根汁、犀角汁、升麻汁折其热。内外疗依丹毒法也。

《刘涓子》疗痈疽发坏，出脓血、生肉，黄耆膏

黄耆、芍药、大黄、当归、芎劳、独活、白芷、薤白各一两，生地黄三两。九物，切，猪膏二升半，煎三上三下，膏成，绞去滓，傅充疮中，摩左右，日三。

又，丹痈疽始发，浸淫进长，并少小丹揭方

升麻、黄连、大黄、芎劳各二两，黄芩②、芒消各三两，当归、甘草炙、羚羊角各一两。九物，㕮咀，水一斗三升，煮取五升，去滓，还纳铛③中，芒消上④杖搅，令⑤成膏。适冷热，贴帛揭肿上，数度，便随手消散。王练甘林所秘方，慎不可近阴。

又，燸疮，浸淫多汁，日就浸大⑥，胡粉散

胡粉熬、甘草炙、茼茹、黄连各二分。四物，捣散，筛，以粉疮，日三，极验。

诸疽疮膏方

蜡、乱发、矾石、松脂各一两，猪膏四两。五物，先下发，发消下矾石，矾石消下松脂，松脂消下蜡，蜡消下猪膏，涂疮上。

赤龙皮汤，洗诸败烂疮方

槲树皮切三升，以水一斗，煮取五升，春夏冷用，秋冬温用，洗乳疮，及诸败疮，洗了则傅膏。

发背上初欲疚，便服此大黄汤

大黄、甘草炙、黄芩各二两，升麻二两，栀子一百枚。五物，以

---

① 疱：原作"炮"，据四库本改。
② 芩：原作"苓"，据《刘涓子鬼遗方》改。
③ 铛（chēng 撑）：一种小型的锅具。
④ 芒消上：《刘涓子鬼遗方》作"下芒消，上火"，义长。又"芒"字上六醴斋本有"后下"二字。
⑤ 令：六醴斋本无此字。
⑥ 日就浸大：《备急千金要方》卷二十二《瘰疽》同方作"日渐大"，义明。

水九升，煮取三升半，服得快下数行便止，不下则更服。

疗发背，及妇人发乳，及肠痈，木占斯散

木占斯、厚朴炙、甘草炙、细辛、栝楼、防风、干姜、人参、桔梗、败酱各一两。十物，捣为散，酒服方寸匕，昼七夜四，以多为善。病在上常①吐，在下②脓血。此谓肠痈之属，其痈肿即不痛，长服，疗诸疽痔。若疮已溃，便早愈。

发背无有不疗，不觉肿去时，长服，去败酱。多疗妇人发乳、诸产、癥瘕，益良。并刘涓子方。

《刘涓子》疗痈消脓，木占斯散方

木占斯、桂心、人参、细辛、败酱、干姜、厚朴炙、甘草炙、防风、桔梗各一两。十物，为散，服方寸匕，入咽觉流入疮中。若痈疽灸不发坏者，可服之，疮未坏，去败酱。此药或时有痈令成水③者。

痈肿瘰疬，核不消，白蔹薄方

白蔹、黄连、大黄、黄芩、菵草、赤石脂、吴茱萸、芍药各四分。八物，捣筛，以鸡子白和如泥，涂故帛上，薄之。开小口，干即易之，瘥。

发背欲死者

取冬瓜，截去头，合疮上，瓜当烂，截去更合之，瓜未尽，疮已敛小矣，即用膏养之。

又方：伏龙肝，末之，以酒④调，厚傅其疮口，干即易，不日平复。

又方：取梧桐子叶，鏊⑤上煿成灰，绢罗，蜜调傅之，干即易之。

《痈肿杂效方》疗热肿

---

① 常：《刘涓子鬼遗方》、《外台秘要》卷二十四《痈疽发背杂疗方》并作"当"，义胜。

② 在下：《刘涓子鬼遗方》重"下"字，义胜。《外台秘要》卷二十四《痈疽发背杂疗方》作"在下当下"。

③ 痈令成水：疑当作"令痈成水"。《刘涓子鬼遗方》作"化痈疽成水"。

④ 酒：疑当作"苦酒"。《千金翼方》卷第二十三《薄贴》作"大醋"。

⑤ 鏊(ào 奥)：平圆形或中间稍突的铁锅，俗称鏊子或鏊盘。

以家芥子并柏叶，捣，傅之，无不愈，大验。得山芥更妙。又，捣小芥子末，醋和作饼子，贴肿及瘰疬，数着，消即止，恐损肉。此疗马附骨，良。

又方：烧人粪作灰，头醋和如泥，涂肿处，干数易，大验。

又方：取黄色雄黄、雌黄色石，烧热令赤。以大醋沃之，更烧醋沃，其石即软如泥，刮取涂肿。若干，醋和，此大秘要耳。

灸肿令消法

取独颗蒜，横截厚一分，安肿头上，炷如梧桐子大，灸蒜上百壮。不觉消，数数灸，唯多为善，勿令大热。但觉痛即擎起蒜，蒜燋，更换用新者，不用灸损皮肉。如有体干，不须灸。余尝小腹下患大肿，灸即瘥，每用之，则可大效也。

又方：生参①□□□头上核。又，磁石，末，和醋，傅之。

又方：甘草②□□□涂此，蕉子不中食。

又方：鸡肠草傅。

又方：白蔹，末，傅，并良。

又，热肿疖

烔③胶数涂，一日十数度，即瘥。疗小儿疖子，尤良。每用神效。

一切毒肿，疼痛不可忍者

搜④面团肿头如钱大，满中安椒，以面饼子盖头上，灸令彻，痛即立止。

又方：捣萆麻人⑤，傅之，立瘥。

手脚心，风毒肿

---

① 生参：《普济方》卷一百九十三《卒肿满》中本条作"以生参薄切贴头上核佳"。据知以下阙字为"薄切贴"。

② 甘草：似应作"甘蕉"。古方中多见用甘蕉根敷治肿满。《普济方》卷一百九十三《卒肿满》本条作"以甘蕉根捣烂涂患处蕉子不中食"。据知以下阙字为"根捣烂"。

③ 烔（róng 荣）：火红色。此用同"融"。

④ 搜：同"溲"，拌和。

⑤ 萆麻人：即蓖麻仁。

生椒_末、盐_末等分，以醋和，傅，立瘥。

痈疽生臭恶肉者

以白蔄茹散傅之，看肉尽便停。但傅诸膏药，若不生肉，傅黄耆散_{蔄茹、黄耆}，止一切恶肉。仍不尽者，可以七头赤皮蔄茹为散，用半钱匕，和白蔄茹散三钱匕，以傅之。此姚方。瘥①。

恶脉病，身中忽有赤络脉起如蚓状，此由春冬恶风入络脉之中，其血瘀所作

宜服之五香连翘，镵②去血，傅丹参膏，积日乃瘥。

余度山岭即患。常服五香汤，傅小豆得消。以下并姚方。

恶核病者，肉中忽有核如梅李，小者如豆粒。皮中痧③痛，左右走，身中壮热，㾬④恶寒是也。此病卒然如起，有毒入腹杀人，南方多有此患

宜服五香连翘汤，以小豆傅之，立消。若余核，亦得傅丹参膏。

恶肉病者，身中忽有肉，如赤小豆粒突出，便长如牛马乳，亦如鸡冠状

亦⑤宜服漏芦汤，外可以烧铁烙之。日三烙，令稍燋，以升麻膏傅之。

气痛之病，身中忽有一处如打扑之状，不可堪耐，而左右走身中，发作有时，痛静时，便觉其处冷如霜雪所加。此皆由冬温至春暴寒伤之

宜先服五香连翘数剂，又以白酒煮杨柳皮暖熨之，有赤点点处，宜镵去血也。

五香连翘汤，疗恶肉、恶脉、恶核、㾬疬、风结、肿气痛

---

① 以傅之。此姚方。瘥：似应作"以傅之瘥，此姚方"。

② 镵(chán 缠)：刺。

③ 痧：原作"惨"，据《备急千金要方》卷二十二《㾬疽》改。

④ 㾬：《备急千金要方》卷二十二《㾬疽》作"㾬索"二字。按，"㾬索"为恶寒貌，可从。

⑤ 亦：四库本作"内"，与下文"外"相对，义长。

木香、沉香、鸡舌香各二两，麝香半两，熏陆一两，夜干①、紫葛、升麻、独活、寄生、甘草炙、连翘各二两，大黄三两，淡竹沥三升。十三物，以水九升，煮减半，纳竹沥取三升，分三服，大良。

漏芦汤，疗痈疽、丹疹、毒肿、恶肉

漏芦、白敛、黄芩②、白薇、枳实炙、升麻、甘草炙、芍药、麻黄去节各二两，大黄三两。十物，以水一斗，煮取三升。若无药，用大黄下之，佳。其丹毒，须针镵去血。

丹参膏，疗恶肉、恶核、瘰疬、风结、诸脉肿

丹参、蒴藋各二两，秦胶、独活、乌头、白及、牛膝、菊花、防风各一两，莽草叶、踯躅花、蜀椒各半两。十二物，切，以苦酒二升，渍之一宿，猪膏四斤，俱煎之，令酒竭，勿过燋，去滓，以涂诸疾上，日五度，涂故布③上贴之。此膏亦可服，得大行④，即须少少服。《小品》同。

升麻膏，疗丹毒肿热疮

升麻、白敛、漏芦、芒消各二两，黄芩⑤、枳实、连翘、蛇衔各三两，栀子二十枚，蒴藋根四两。十物，切，春令细，纳器中，以水三升，渍半日，以猪脂五升，煎令水竭，去滓，傅之，日五度，若急合，即水煎，极验方。

《葛氏》疗卒毒肿起急痛

柳白皮，酒煮令热，熨上，痛止。

附方

《胜金方》治发脑、发背及痈疽、热疖、恶疮等。

腊月兔头，细剉，入瓶内密封，惟久愈佳。涂帛上，厚封之。热

---

① 夜干：即射干。
② 芩：原作"苓"，据《外台秘要》卷二十四《瘰疽方》改。
③ 故布：旧布。
④ 大行：大便。
⑤ 芩：原作"苓"，据中药常例校改。

痛傅之如冰，频换，瘥。

《千金方》治发背、痈肿，已溃、未溃方：

香豉三升，少与水和，熟捣成泥，可肿处作饼子，厚三分，已上有孔，勿覆，孔上布豉饼，以艾列①其上。灸之使温温而热。勿令破肉，如热痛，即急易之，患当减，快得安②稳，一日二度，灸之如先，有疮孔中汁出，即瘥。

《外台秘要》疗恶寒嗇嗇③，似欲发背，或已生疮肿，瘾疹④起。方：

消石三两，以暖水一升和，令消，待冷，取故青布揲⑤三重，可似赤处方圆，湿布揾之，热即换。频易，立瘥。

《集验方》治发背。

以蜗牛一百个活者，以一升净瓶入蜗牛，用新汲水一盏，浸瓶中，封系，自晚至明，取出蜗牛放之。其水如涎，将真蛤粉，不以多少，旋调傅，以鸡翎⑥扫之疮上，日可十余度，其热痛止，疮便愈。

崔元亮《海上方》治发背秘法，李北海云此方神授，极奇秘。

以甘草三大两生捣，别筛末，大麦面九两。于大盘中相和，搅令匀，取上等好酥少许，别捻入药，令匀。百沸水搜如饼子剂，方圆大于疮一分。热傅肿上，以油片及故纸隔，令通风，冷则换之。已成脓，水自出；未成，肿便内消。当患肿着药时，常须吃黄耆粥，甚妙。

又一法：甘草一大两，微炙，捣碎，水一大升，浸之。器上横一

---

① 列：原作"烈"，据《备急千金要方》卷二十二《发背》改。
② 安：原作"分"，据《备急千金要方》卷二十二《发背》改。
③ 嗇嗇：恶寒貌。
④ 瘾疹：同"隐疹"，突起的皮疹，特指皮肤过敏引起的皮疹。
⑤ 揲（dié 迭）：折迭。《外台秘要》卷二十四《发背方》作"叠"。
⑥ 翎（líng 灵）：鸟翅或尾上长而硬的毛。

小刀子，置露中经宿，平明①以物搅令沫出，吹沫服之。但是疮肿发背，皆可服，甚效。

《梅师方》治诸痈疽发背，或发乳房。初起微赤，不急治之，即死。速消方②：

捣苎根，傅之，数易。

《圣惠方》治附骨疽，及鱼眼疮。

用狗头骨，烧烟熏之。

《张文仲》方治石痈坚如石，不作脓者。

生章陆根，捣，擦之。燥即易，取软为度。

《子母秘录》治痈疽，痔瘘疮，及小儿丹。

水煮棘根汁，洗之。

又方：末蛴螬，傅之。

《小品方》治疽初作。

以赤小豆，末，醋和傅之，亦消。

《博济方》治一切痈肿未破，疼痛，令内消。

以生地黄杵如泥，随肿大小，摊于布上，糁③木香末于中，又再摊地黄一重，贴于肿上，不过三五度。

《日华子》云：消肿毒。

水调决明子末，涂。

《食疗》治痈肿。

栝蒌根，苦酒中熬燥，捣筛之。苦酒和，涂纸上，摊贴，服金石人宜用。

《杨文蔚方》治痈未溃。

栝蒌根、赤小豆等分，为末，醋调涂。

《千金方》治诸恶肿失治，有脓。

---

① 平明：平旦，黎明。
② 消方：二字原另起一行，据文义移。
③ 糁(sǎn 伞)：杂和。

烧棘针作灰，水服之，经宿头出。

又方：治痈疮中冷，疮口不合。

用鼠皮一枚，烧为灰，细研，封疮口上。

《孙真人》云：主痈发数处。

取牛粪，烧作灰，以鸡子白和，傅之，干即易。

《孙真人食忌》主一切热毒肿。

章陆根，和盐少许，傅之，日再易。

《集验方》治肿。

柳枝，如脚指大，长三尺，二十枚。水煮令极热，以故布裹肿处，取汤热洗之，即瘥。

又方：治痈，一切肿未成脓，拔毒。

牡蛎白者，为细末，水调涂，干更涂。

又方：治毒热，足肿疼欲脱。

酒煮苦参，以渍之。

《外台秘要》治痈肿。

伏龙肝，以蒜和作泥，涂用布上，贴之。如干，则再易。

又方：凡肿已溃未溃者。

以白胶一片，水渍令软纳纳然①，称②肿之大小，贴当头，上开孔。若已溃还合者，脓当被胶急撮之，脓皆出尽；未有脓者，肿当自消矣。

又方：烧鲤鱼作灰，酢和，涂之一切肿上，以瘥为度。

又，疗热毒病，攻手足肿，疼痛欲脱。方：

取苍耳汁，以渍之。

又方：水煮马粪汁，以渍之。

---

① 纳纳然：湿软貌。

② 称：原脱，据《外台秘要》卷二十四《痈肿方》补。《备急千金要方》卷二十二《痈疽》亦有"称"字，但无"肿之"。

《肘后方①》治毒攻手足肿，疼痛欲断。

猪蹄一具，合葱煮，去滓，纳少许盐，以渍之。

《经验后方》治一切痈肿无头。

以葵菜子一粒，新汲水吞下，须臾即破。如要两处破，服两粒。要破处，逐粒加之，验。

又方：治诸痈不消，已成脓，惧针不得破，令速决。

取白鸡翅下第一毛，两边各一茎，烧灰，研，水调服之。

又，《梅师方》取雀屎涂头上，即易破。雄雀屎佳。坚者为雄。

谨按：雄黄治疮痈，尚矣。

《周礼·疡医》：凡疗疡以五毒攻之。郑康成注云：今医方有五毒之药，作之，合黄墼②，置石胆、丹砂、雄黄、礜石、磁石其中，烧之三日三夜。其烟上着，以鸡羽扫取之，以注创。恶肉、破骨则尽出。故翰林学士杨亿尝笔记：直史馆杨嵎年少时，有疡生于颊，连齿辅车③外肿若覆瓯，内溃出脓血，不辍吐之，痛楚难忍。疗之百方，弥年不瘥。人语之，依郑法，合烧药成，注之创中，少顷，朽骨连两牙溃出，遂愈，后更安宁。信古方攻病之速也。黄墼若今市中所货，有盖瓦合也。近世合丹药，犹用黄瓦鬲④，亦名黄墼，事出于古也。（墼，音武。）

《梅师方》治产后不自乳见⑤，畜积乳汁结作痈。

取蒲公草，捣，傅肿上，日三四度易之。俗呼为蒲公英，语讹为仆公罂是也，水煮汁服，亦得。

又方：治妒乳乳痈。

取丁香，捣末，水调方寸匕，服。

---

① 肘后方：六醴斋本作"又方急"。
② 黄墼（wǔ 午）：瓦器。《周礼·天官·疡医》贾公彦疏："此言黄者，见今时合和丹药者，皆用黄瓦瓯为之，亦名黄墼。"
③ 辅车：牙床。
④ 鬲（lì 力）：鼎的一种。
⑤ 见：据文义，当作"儿（兒）"。

又方：治乳头裂破。

捣丁香末，傅之。

《千金方》治妒乳。

梁上尘，醋和涂之。亦治阴肿。

《灵苑方》治乳痈，痈初发，肿痛结硬，欲破脓，令一服，瘥。

以北来真桦皮，无灰酒服方寸匕，就之卧，及觉，已瘥。

《圣惠方》主妇人乳痈不消。

上用白面半斤，炒令黄色，用醋煮为糊，涂于乳上，即消。

《产宝》治乳及痈肿。

鸡屎，末，服方寸匕，须臾三服，愈。《梅师方》亦治乳头破裂，方同。

《简要济众》治妇人乳痈。汁不出，内结成脓肿，名妒乳。方：

露蜂房，烧灰，研，每服二钱，水一中盏，煎至六分，去滓，温服。

又方：治吹奶[1]，独胜散。

白丁香半两，捣罗，为散。每服一钱匕，温酒调下，无时服。

《子母秘录》疗吹奶，恶寒壮热。

猪肪脂，以冷水浸，搨[2]之。热即易，立效。

杨炎《南行方》治吹奶，疼痛不可忍。

用穿山甲炙黄、木通各一两，自然铜半两生用。三味，捣罗为散，每服二钱，温酒调下，不计时候。

《食医心镜》云：治吹奶，不痒不痛，肿硬如石。

以青橘皮二两，汤浸去穰，焙[3]为末。非时，温酒下二钱匕。

---

① 吹奶：证候名。乳房肿胀如吹，属乳腺炎一类。

② 搨：原作"榻"，据文义改。搨，扑敷。

③ 焙(bèi 备)：微火烘烤。

治肠痈肺痈方第三十七^①

治卒发丹火恶毒疮方第三十八^②

治病癣疥漆疮诸恶疮方第三十九^③

《葛氏》大人小儿，卒得恶疮，不可名识者

烧竹叶，和鸡子中黄，涂，瘥。

又方：取蛇床子合黄连二两，末，粉疮上。燥者，猪脂和，涂，瘥。

又方：烧蛇皮，末，以猪膏和，涂之。

又方：煮柳叶若皮洗之，亦可纳少盐。此又疗面上疮。

又方：腊月猪膏一升，乱发如鸡子^④大，生鲫鱼一头，合^⑤煎，令消尽，又纳雄黄、苦参_末二两，大附子一枚_末，绞令凝，以傅诸疮，无不瘥。《胡洽》疗病疽疥，大效。

疮中突出恶肉者

末乌梅屑，傅之。又，末硫黄傅上，燥者^⑥，唾和涂之。

---

① 治肠痈肺痈方第三十七：此篇仅有标题而无正文。

② 治卒发丹火恶毒疮方第三十八：此标题原阙，据全书目录补。

③ 治病(guō 郭)癣疥漆疮诸恶疮方第三十九：此标题原阙，据全书目录补。病，皮肤疥、疽等疮。

④ 鸡子：鸡蛋。《医心方》卷十七《治恶疮方》作"鸭子"。

⑤ 合：原作"令"，据六醴斋本改。《医心方》卷十七《治恶疮方》同。

⑥ 燥者：道藏本作"燥着"。

恶疮连痂痒痛

捣扁豆①封，痂落即瘥。近方②。

【点评】以上内容，人民卫生出版社影印本说明认为属三十八题，蓝川慎认为属三十九题。因第一条主证为"恶疮"，与本题合，现从蓝氏说，归本题下。

《小品》疗瘑癣疥恶疮方

水银、矾石、蛇床子、黄连各二两，四物捣筛，以腊月猪膏七合，并下水银，搅万度，不见水银，膏成，傅疮，并小儿头疮，良。龚③庆宣加蔺茹一两，疗诸疮，神验无比。

姚疗瘑疥

雄黄一两，黄连二两，松脂二两，发灰如弹丸。四物，镕猪膏与松脂合，热捣，以薄疮上，则大良。

又，疗恶疮④粉方

水银、黄连、胡粉_{熬令黄}各二两。下筛，粉疮。疮无汁者，唾和之。

小儿身中恶疮

取笋汁，自澡洗，以笋壳作散傅之，效。

人体生恶疮似火，自烂

胡粉_{熬黑}、黄檗、黄连分等。下筛，粉之也。

卒得恶疮

苍耳、桃皮，作屑，内疮中，佳。

---

① 扁豆：《证类本草·萹蓄》作"萹竹"。《普济方》卷二百七十五《一切恶疮》作"扁竹"。

② 近方：当作"近效方"。《普济方》卷二百七十五《一切恶疮》无此二字。

③ 龚：原作"袭"，据古医家人名改。南北朝时齐梁间有外科医家龚庆宣。

④ 恶疮：本方《外台秘要》卷三十《瘑疮方》引《删繁》同条主治"瘑疮多汁"。

头中恶疮

胡粉、水银、白松脂各二两，腊月猪膏四两，合松脂煎，以水银、胡粉合研，以涂上，日再。《胡洽》云：疗小儿头面疮。又一方加黄连二两。亦疗得秃疮。

恶疮雄黄膏方

雄黄、雌黄并末、水银各一两，松脂二两，猪脂半斤，乱发如鸡子大。以上合煎，去滓，纳水银，傅疮，日再。

《效方》恶疮食肉雄黄散

雄黄六分，蔄茹、矾石各二分，末疮中，日二。

疗疮方，最去面上粉刺。方

黄连八分，糯米、赤小豆各五分，吴茱萸一分，胡粉、水银各六分。捣黄连等，下筛，先于掌中研水银使极细，和药使相入，以生麻油总①，稀稠得所②，洗疮拭干，傅之。但是疮即疗，神验不传。

甘家松脂膏，疗热疮，尤唧③脓，不痂无瘢。方

松脂、白胶香、熏陆香各一两，当归、蜡各一两半，甘草一两并切，猪脂、羊肾脂各半合许，生地黄汁亦半合，以松脂等末，纳脂膏、地黄汁中，微火煎令黄，下蜡④，绞去滓。涂布，贴疮，极有验。甘家秘不能传，此是半剂。

地黄膏，疗一切疮已溃者。及炙贴之无痂，生肉去脓。神秘方

地黄汁一升，松脂二两，熏陆香一两，羊肾脂及牛酥，各如鸡子大。先于地黄汁煎松脂及香令消，即纳羊脂、酥，并更用蜡半鸡子大，一时相和，缓火煎，水尽膏成，去滓，涂帛，贴疮，日一二易。加故绯一片，乱发一鸡子许大，疗年深者，十余日即瘥，生肉。秘法。

---

① 总：聚合，调和。
② 得所：得宜。
③ 唧：吸吮。此谓该方善引流排脓。
④ 蜡：原作"腊"，据前文及六醴斋本改。

妇人颊上疮，瘥后每年又发。甘家秘方，涂之永瘥

黄矾石二两_{烧令汁尽}，胡粉一两，水银一两半。捣筛，矾石、胡粉更筛，先以片许猪脂于瓷器内①，熟研水银令消尽，更加猪脂，并矾石、胡粉，和使粘稠，洗面疮以涂上。又别熬胡粉令黄，涂膏讫，则薄此粉，数日即瘥。甘家用大验。

疗病疮，但是腰脚②以下，名为病。此皆有虫食之，虫死即瘥，此方立验

醋泔淀③一碗，大麻子一盏，白沙、盐末各一抄，和掩以傅疮，干更傅。先温泔净洗，拭干，傅一二度，即瘥。孔如针穴，皆虫食，大验。

《效方》恶疮三十年不愈者

大黄、黄芩、黄连各一两，为散，洗疮净，以粉之。日三，无不瘥。又，黄檗分等，亦佳。

《葛氏》疗白秃方

杀猪即取肚，破去屎，及热以反搨头上。须臾，虫出着肚。若不尽，更作取，令无虫即休。

又方：末藜芦，以腊月猪膏和涂之。五月漏芦草烧作灰，膏和使涂之。皆先用盐汤洗，乃傅。

又方：羊蹄草根，独根者，勿见风日及妇女鸡犬，以三年醋研和如泥，生布拭疮令赤，以傅之。

姚方，以羊肉如作脯法，炙令香及热，以搨上，不过三四日，瘥

又方：先以皂荚汤热洗，拭干，以少油麻④涂，再三，即瘥。

附方

《千金方》治遍身风痒生疮疥。

---

① 内：原作"肉"，道藏本、四库本、六醴斋本并作"内"，据改。
② 腰脚：腰腿。
③ 醋泔淀：酸的泔水下的沉积物。
④ 麻：六醴斋本作"摩"，义长。四库本作"麻油"。

以蒺藜子苗，煮汤洗之，立瘥。《千金翼方》同。

又方：茵陈蒿不计多少，煮浓汁洗之，立瘥。

《千金翼方》疮癣初生或始痛痒。

以姜黄傅之，妙。

又方：嚼盐涂之，妙。

又方：漏瘤疮湿，癣痒浸淫，日瘙痒不可忍，搔之黄水出，瘥后复发。

取羊蹄根，去土，细切，捣，以大醋和，净洗傅上一时间，以冷水洗之，日一傅，瘥。若为末傅之，妙。

《外台秘要》治癣疮方：

取蟾蜍，烧灰，末，以猪脂和傅之。

又方：治干癣，积年生痂，搔①之黄水出，每逢阴雨即痒。

用斑猫半两，微炒为末，蜜调傅之。

又，治疥方：

捣羊蹄根，和猪脂涂上，或着盐少许，佳。

《斗门方》治疥癣。

用藜芦，细捣为末，以生油调傅之。

王氏《博济》治疥癣，满身作疮，不可治者。

何首乌、艾等分。以水煎令浓。于盆内洗之，甚能解痛，生肌肉。

《简要济众》治癣疮久不瘥。

羊蹄根，捣，绞取汁，用调腻粉少许，如膏，涂傅癣上，三五遍，即瘥。如干，即猪脂调和傅之。

《鬼遗方》治疥癣。

松胶香，研细，约酌入少轻粉，衮②令匀。凡疥癣上，先用油涂了，擦末，一日便干，顽者三两度。

---

① 搔：原作"瘙"，道藏本正作"搔"，据改。

② 衮：同"滚"，翻转。

《圣惠方》治癣湿痒。

用楮叶半斤，细切，捣烂，傅癣上。

《杨氏产乳》疗疮疥。

烧竹叶为末，以鸡子白和之，涂上，不过三四次，立瘥。

《十全方》治疥疮。

巴豆十粒，火炮过黄色，去皮膜。右顺手①研如面，入酥少许，腻粉少许，同研匀。爪破，以竹篦子点药，不得落眼里及外肾②上。如熏炙着外肾，以黄丹涂，甚妙。

《经验方》治五般疮癣。

以韭根，炒存性，旋捣末，以猪脂油调傅之。三度，瘥。

《千金方》疗漆疮。

用汤渍③芒硝令浓，涂之。干即易之。

谭氏治漆疮。

汉椒汤洗之，即愈。

《千金翼》治漆疮。

羊乳傅之。

《集验方》治漆疮。

取莲叶干者一斤，水一斗，煮取五升。洗疮上，日再，瘥。

《斗门方》治漆咬。

用韭叶，研，傅之。《食医心镜》同。

《千金方》主大人小儿，风瘙瘾疹，心迷闷方：

巴豆二两，捶破，以水七升，煮取三升，以帛染拭之。

《外台秘要》涂风疹。

取枳实，以醋渍令湿，火炙令热。适寒温，用熨上，即消。

《斗门方》治瘾疹。

① 顺手：谓顺时针方向。
② 外肾：此指阴囊。
③ 渍：原作"溃"，据四库本改。

楝皮，浓煎浴之。

《梅师方》治一切疹。

以水煮枳壳为煎涂之，干即又涂之。

又方：以水煮芒硝涂之。

又，治风瘾疹方：

以水煮蜂房，取二升，入芒硝，傅上。日五度，即瘥。

《圣惠方》治风瘙瘾疹，遍身痒成疮。

用蚕砂一升，水二斗，煮取一斗二升，去滓。温热得所，以洗之，宜避风。

《千金翼》疗丹瘾疹方：

酪和盐热煮，以摩之，手下消。

又，主人人小儿风疹。

茱萸一升，酒五升，煮取一升，帛染拭之。

《初虞世》①治皮肤风热，遍身生瘾疹。

牛蒡子、浮萍等分，以薄荷汤调下二钱，日二服。

《经验后方》治肺毒疮如大风疾，绿云散。

以桑叶好者，净洗过。熟蒸一宿后，日干为末，水调二钱匕，服。

《肘后方》②治卒得浸淫疮，转有汁，多起心③，早治之，绕④身周匝则杀人。

以鸡冠血傅之，瘥。

又方：疗大人小儿，卒得月蚀方：

于月望夕取兔屎，及纳虾蟆腹中，合烧为灰末，以傅疮上，瘥。

---

① 初虞世：宋代医家，字和甫，居于灵泉山(今河南襄城)，后为僧人；著有《古今录验养生必用方》(简称《养生必用方》)、《初虞世方》等书，均佚。

② 肘后方：六醴斋本作"又方急"三字。

③ 多起心：《外台秘要》卷二十九《侵淫疮》引作"多起于心"，义长。

④ 绕：原作"续"，据《外台秘要》卷二十九《侵淫疮》改。

《集验方》疗月蚀疮。

虎头骨二两，捣碎，同猪脂一升，熬成膏黄，取涂疮上。

《圣惠方》治反花疮。

用马齿苋一斤，烧作灰，细研，猪脂调傅之。

又方：治诸疮胬肉如蚁，出数寸。

用硫黄一两，细研，胬肉上薄涂之，即便缩。

《鬼遗方》治一切疮肉出。

以乌梅烧为灰，研末傅上，恶肉立尽，极妙。

《简要济众方》傅疮药。

黄药子四两，为末，以冷水调傅疮上，干即旋傅之。

《兵部手集》治服丹石人有热疮，疼不可忍。方：

用纸环围肿处，中心填硝石令满，匙抄水淋之。觉其不热，疼即止。

治头疮，及诸热疮。

先用醋少许，和水净洗，去痂，再用温水洗，裛干①。百草霜，细研，入腻粉少许，生油调涂，立愈。

治恶疮。

唐人记其事云：江左尝有商人，左膊上有疮如人面，亦无它苦。商②人戏滴酒口中，其面亦赤色，以物食③之，亦能食，食多则宽，膊内肉胀起；或不食之，则一臂痹。有善医者，教其历试诸药，金石草木之类悉试之，无苦，至贝母，其疮乃聚眉闭口。商人喜曰：此药可治也。因以小苇筒毁其口灌之，数日成痂，遂愈。然不知何疾也。谨按：《本经》主金疮，此岂金疮之类欤？

----

① 裛干：以吸水物吸干水分。裛，亦作"挹""抑"；干，《济生方》卷八《丁疮》同方作"干后"。

② 商：*原作"啇"，据前文改。

③ 食(sì 四)：喂食。后"食之"之"食"同。

治卒得癞皮毛变黑①方第四十

癞病方

初觉皮肤不仁，或淫淫②苦痒如虫行，或眼前见物如垂丝，或瘾疹赤黑。此即急疗。

蛮夷酒，佳善。

疗白癞

苦参五斤，酒三斗，渍，饮勿绝。并取皮根，末服，效验。

又方：艾千茎，浓煮，以汁渍曲作酒，常饮使醺醺③。姚同。

姚方：大蝮蛇一枚，切，勿令伤，以酒渍之。大者一斗，小者五升。以糠火温令□□④取蛇一寸许，以腊月猪膏和，傅疮，瘥。

亦疗鼠瘘⑤诸恶疮

苦参二斤，露蜂房二两，曲二斤。水三斗，渍药二宿，去滓。黍米二升，酿熟，稍饮，日三。一方加猬皮，更佳。

附方

《圣惠方》治大风⑥癞疾，骨肉疽败，百节疼酸，眉鬓堕落，身体习习⑦痒痛。

以马先蒿，细剉，炒为末，每空心及晚食前温酒调下二钱匕。

---

① 变黑：癞即麻风病，未必都变黑。按，《诸病源候论》卷二《乌癞候》："凡癞病，皆是恶风及犯触忌害所得，初觉皮毛变异，或淫淫苦痒如虫行。"故"黑"当作"异"。

② 淫淫：游走性痛痒貌。

③ 醺醺：酣醉貌。

④ □□：四库本作"熟，乃"，可从。道藏本作"下寻"，《外台秘要》卷三十《白癞方》作"酒尽"。

⑤ 鼠瘘：《外台秘要》卷三十《白癞方》引《集验方》同方后注："一云亦疗风瘘恶疮。《肘后方》同。"按，后篇为《鼠瘘》类专篇，据《外台秘要》，此"鼠瘘"当为"风瘘"。

⑥ 大风：指麻风病。下"癞疾"义同。

⑦ 习习：游走性痒痛貌。

又方：治大风疾，令眉鬓再生。

用侧柏叶，九蒸九曝，捣罗为末，炼蜜和丸如梧桐子大。日三服，夜一服。熟水下五丸十丸，百日即生。

又方：治大风，头面髭发脱落。

以桑柴灰，热汤淋取汁洗面，以大豆水研取浆，解泽灰①味弥佳。次用熟水②入绿豆，□□□③取净，不过□□④十度，良。三日一沐头，一日一洗面。

又方：治白癞。

用马鞭草不限多少，为末，每服，食前用荆芥薄荷汤调下一钱匕。

《食疗》治癞。

可取白蜜一斤，生姜二斤，捣取汁。先称铜铛，令知斤两，即下蜜于铛中，消之。又秤知斤两，下姜汁于蜜中，微火煎令姜汁尽，秤蜜斤两在即休，药已成矣。患三十年癞者，平旦服枣许大一丸，一日三服，酒饮任下。忌生冷、醋、滑臭物。功用甚多，活人众矣，不能一一具之。

《外台秘要》治恶风疾⑤。

松脂，炼，投冷水中二十次，蜜丸，服二两，饥即服之，日三。鼻柱断离者，三百日瘥。断盐及房室。

《抱朴子》云：赵瞿病癞，历年医不瘥。家乃赍粮弃送于山穴中。瞿自怨不幸，悲叹涕泣。经月，有仙人经穴见之，哀之，具问其详。瞿知其异人也，叩头自陈乞命。于是仙人取囊中药赐之，教其服。百

---

① 解泽灰：四库本作"解释灰"。

② 熟水：四库本作"热水"。

③ □□□：此处原书有约三字空阙，四库本存小字"阙"字，六醴斋本作"一斗煮"，道藏本作"去皮"，《证类本草》卷十三《桑根白皮》作"面濯之"，似以后者为是。

④ □□：此处为本行行首，较右侧行退二格，若系脱文，据上下文，似可补"淋洗"二字。但他本径连。

⑤ 恶风疾：指麻风病。

余日，疮愈，颜色悦，肌肤润。仙人再过视之，瞿谢活命之恩，乞遗其方。仙人曰：此是松脂，彼中极多，汝可炼服之。长服，身转轻，力百倍，登危涉险，终日不困。年百岁，齿不堕，发不白，夜卧常见有光大如镜。

《感应神仙传》云：崔言者，职隶左亲骑军。一旦得疾，双眼昏，咫尺不辨人物，眉发自落，鼻梁崩倒，肌肤有疮如癣，皆谓恶疾[1]，势不可救。因为洋州骆谷子归寨使，遇一道流自谷中出，不言名姓，授其方曰：

皂角刺一二斤，为灰，蒸久，晒研为末，食上浓煎大黄汤，调一钱匕。服一旬，鬓发再生，肌肤悦润，愈，眼目倍常明。得此方后，却[2]入山不知所之。

《朝野佥载》云：商州有人患大风，家人恶之。山中为起茅屋，有乌蛇坠酒罂[3]中。病人不知，饮酒渐瘥，罂底尚有蛇骨，方知其由也。用道谨按：李肇《国史补》云：李舟之弟患风，或说蛇酒治风，乃求黑蛇，生置瓮中，酝以曲蘖，数日蛇声不绝。及熟，香气酷烈，引满而饮之。斯须，悉化为水，唯毛发存焉。《佥载》之说，恐不可轻用。

治卒得虫鼠诸瘘方第四十一

后有瘰疬[4]

姚云：凡有肿，皆有相主，患者宜检本方，多发头[5]两边，累累有核。

---

[1] 恶疾：指麻风病。

[2] 却：再，又。

[3] 罂（yīng 英）：古代盛酒或水的瓦器，小口大腹，较大。

[4] 后有瘰疬：四字原接标题行下。道藏本、四库本并为小字注，据改为另起。

[5] 头：似当作"颈"。瘰疬常发颈部。

姚方，鼠瘘①肿核痛，未成脓方

以柏叶傅着肿上，熬盐着叶上，熨令热气下，即消。

《葛氏》卒得鼠瘘，有瘰疬未发疮而速热者，速疗方

捣乌鸡足②若车前草，傅之。

若已有核，脓血出者。

以热牛屎涂之，日三。

又方：取白鲜皮，煮服一升，当吐鼠子。

又方：取猫狸一物，料理作羹如食法。空心进之，鼠子死出。又，当生吞，其功弥效。

又方：取鼠中者一枚，乱发如鸡子大，以三岁腊月猪脂煎之，令鼠骨肉及发消尽。半涂之，半酒服，鼠从疮中出。姚云：秘不传之法。

《刘涓子》鼠瘘方

以龟壳③、甘草炙、桂心、雄黄、干姜、狸骨炙。六物，分等，捣，下蜜和，纳疮中，无不瘥。先灸作疮，后与药，良。

又方：柞木皮五升，以酒一斗，合煎，熟出皮。煎汁令得二升，服之尽，有宿肉出，愈。

又，瘘疮生④肉膏

楝树白皮、鼠肉、当归各二两，薤白三两，生地黄五两。腊月猪脂三升煎，膏成，傅之孔上，令生肉。

《葛氏》若疮多而孔小，是蚁瘘。方

烧鳝鲤甲，猪膏和，傅。

又方：烧蜘蛛二七枚，傅，良。

---

① 鼠瘘：即瘰疬，类似现代淋巴结核病。
② 鸡足：此药未详。蓝川慎谓或是旱莲草别名。
③ 以龟壳：《外台秘要》卷六十九《九漏》引作"山龟壳"，义长。
④ 生：原作"坐"，四库本作"生"，与方末"令生肉"义合，据改。

又，瘘方

煎桃叶、枝作煎，净洗疮了，纳孔中，大验方。

《葛氏》若①着口里

东行楝根，细剉，水煮，取清汁②含之。数吐，勿咽。

内瘘③方

槐白皮，捣丸，绵裹，纳下部中，傅，效。

鼠瘘方

石南、生地黄、雌黄、茯苓、黄连各二两。为散，傅疮上，日再。

又方：矾石三分_烧，斑猫一分_{炙，去头足}。捣下，用醋和，服半匕。须臾，瘘虫从小便中出。《删繁方》。

附方

《肘后方》治风瘘。

露蜂房一枚，炙令黄赤色，为末。每用一钱，腊月猪脂匀调，傅疮上。

《千金方》治鼠瘘。

以鸡子一枚，米下熬半日，取出黄，熬令黑，先拭疮上汁，令干，以药纳疮孔中，三度，即瘥。

《千金翼》治蚁瘘。

取鲮鲤④甲二七枚，末，猪膏和傅之。

《圣惠方》治蝼蛄瘘。

用槲叶，烧灰，细研，以泔别浸槲叶。取洗疮，拭之，内少许灰于疮中。

---

① 若：《外台秘要》卷二十三《诸瘘方》作"苦"。

② 清汁：《外台秘要》卷二十三《诸瘘方》、《证类本草·楝实》并作"浓汁"。

③ 内瘘：原作"肉瘘"，《证类本草·槐实》条引作"内瘘"，《诸病源候论》卷三十四有"内瘘候"，据改。

④ 鲮鲤：穿山甲的别称。

又方：治一切瘘。

炼成松脂，末，填疮孔令满，日三四度用之。

治卒阴肿痛㿉①卵方第四十二

《葛氏》男子阴卒肿痛方

灸足大指第二节下横文理正中央，五壮，佳。姚云：足大指本，三壮。

又方：桃核中仁，熬，末，酒服如弹丸。姚云：不过三。

又方：灶中黄土，末，以鸡子黄和，傅之。蛇床子，末，和鸡子黄傅之，亦良。

又方：捣芜菁根若马鞭草傅，并良。姚同。

又方：鸡翮②六枚烧，并蛇床子末。分等，合服少许③，随卵左右傅卵，佳④。姚方无蛇床子。

小儿阴疝，发时肿痛

依仙翁前灸法，随左右灸，瘥。

随⑤痛如刺方

但服生夜干汁取下，亦可服丸药下之。云作走马汤，亦在尸注中有⑥。

阴丸卒缩入腹，急痛欲死，名阴疝

狼毒四两，防风二两，附子三两⑦烧。蜜丸，服三丸，如桐子大，

---

① 㿉：阴部病，多指男子阴囊肿大偏坠，亦指妇子子宫脱垂及其他阴部疾病。此字后世分化作"癫"。

② 鸡翮(hé 河)：鸡翅羽。

③ 许：原脱，据《外台秘要》卷二十六《阴卒肿痛方》引《千金》补。

④ 傅卵，佳：《外台秘要》卷二十六《阴卒肿痛方》作"取鸡羽"。

⑤ 随：当作"肿"。《证类本草·射干》引本方谓"治小儿疝发时肿痛如刺"，可证。

⑥ 亦在尸注中有：走马汤现载于《救卒客忤死方》中。

⑦ 防风……三两：《外台秘要》卷二十六《阴疝肿缩方》、《医心方》卷七《治阴卵入腹急痛方》并作"防葵一两，附子二两"。

日夜三度。

阴茎中，卒痛不可忍

雄黄、矾石各二两，甘草一尺。水五升，煮取二升，渍。姚云：疗大如斗者。

《葛氏》男子阴疮损烂

煮黄檗洗之，又白蜜涂之。

又方：黄连、黄檗分等，末之。煮取肥猪肉汁，渍疮讫，粉之。姚方：蜜煎甘草，末，涂之。比者①见有阴头肿，项下疮欲断者，猪肉汁渍，依姚方，即神效。

阴蚀欲尽者

虾蟆、兔矢分等，末，勃②疮上。

阴痒汁出

嚼生大豆黄，涂之。亦疗尿灰疮。

姚疗阴痒生疮

嚼胡麻，涂之。

葛疗阴囊下湿痒，皮剥

乌梅十四枚，钱四十文，三指撮盐，苦酒一升。于铜器内总渍九日，日洗之。又，煮槐皮若黄檗汁及香叶汁，并良。

疗人阴生疮，脓③出作臼④方

高昌白矾一小两_{捣细}，麻人等分_研，炼猪脂一合于瓷器中，和搅如膏。然后取槐白皮，切，作汤以洗疮上，拭令干。即取膏涂上，然后以楸叶帖⑤上，不过三。

---

① 比者：近来。

② 勃：通"傅"，后世作"敷"，敷药。四库本即作"傅"。

③ 脓：原作"浓"，据四库本改。

④ 作臼：原作"臼"一字，《外台秘要》卷二十六《阴疮方》、《普济方》卷三百一《阴妒蚀疮方》并作"作臼"，据补。《证治准绳》卷一百十一《阴疮》作"成坎"，义近。

⑤ 帖：用同"贴"，粘贴。

又，阴疮有二种。一者作白①脓出，曰阴蚀疮；二者但亦②作疮，名为热疮。若是热③，即取黄檗一两，黄芩一两，切，作汤洗之。仍取黄连、黄檗，作末傅之。

女子阴疮

末硫黄傅上。姚同。又，烧杏仁，捣，涂之。

又方：末雄黄、矾石各二分，麝香半分。捣，傅。姚同。

若阴中痛

矾石二分熬，大黄一分，甘草半分。末，绵裹如枣，以导之，取瘥。

若有息肉突出

以苦酒三升，渍乌喙五枚，三日，以洗之。日夜三四度。

若苦痒，搔之痛闷

取猪肝，炙热，纳阴中，当有虫着肝。

小儿颓④方

取白头翁根，捣，傅一宿，或作疮，二十日愈。

灸颓

但灸其上，又灸茎上，又灸白小腹脉上，及灸脚大指三中，灸一壮⑤。又，灸小指头，随颓左右着灸。

姚氏方

杨柳枝如足大指大，长三尺，二十枚。水煮令极热，以故纸及毡掩肿处。取热柳枝，更取⑥拄之，如此取得瘥，止。

---

① 白：《外台秘要》卷二十六《阴边粟疮》作"白"。
② 亦：《外台秘要》卷二十六《阴边粟疮》引《必效》作"赤"，较是。
③ 热：《外台秘要》卷二十六《阴边粟疮》引《必效》作"热疮"，较是。
④ 颓：原作"秃"，据上下文改。《外台秘要》卷三十六《小儿疝气阴癫方》引《小品》同方作"小儿阴癫"。
⑤ 又灸白……一壮：据文义，"白"字衍；"三"当作"三毛"；"灸一壮"，当作"各一壮"。
⑥ 更取：《外台秘要》卷二十六《疝气及癫方》作"更互"，谓轮替，可从。

又，卵㿉

熟捣桃仁，傅之。亦疗妇人阴肿，燥即易之。

《小品》牡丹散，疗㿉偏大气胀，方

牡丹、防风、桂心、豉_熬、铁精分等。合捣下，服方寸匕。小儿一刀圭，二十日愈，大良。婴儿以乳汁和如大豆与之。

不用药法，疗㿉必瘥方

令病人自把糯米饼子一枚，并皂荚刺一百个，就百姓间坐社处①。先将皂荚刺分合社人，社官、三老②已下各付一针，即出饼子示人。从头至尾，皆言从社官已下，乞针捶③。社人问云：捶何物？病人云：捶人魁④。周匝⑤总遍讫，针并插尽。即持⑥饼却到家，收掌于一处，饼干，㿉不觉自散，永瘥，极神效。

附方

《千金方》有人阴冷，渐渐冷气入阴囊，肿满恐死，日夜疼闷不得眠。

取生椒，择之令净，以布帛裹着丸囊⑦，令厚半寸。须臾热气大通，日再易之，取消，瘥。

又，《外台秘要》方：

煮大蓟根汁，服之，立瘥。

《梅师方》治卒外肾偏肿疼痛。

大黄，末，和醋涂之，干即易之。

又方：桂心，末，和水调方寸匕，涂之。

---

① 坐社处：谓乡里聚集之处。社，古代的基层行政系统，与今"村"相似。

② 社官、三老：此指乡里主事的官员与德高望重的老人。

③ 捶：诸本同，《普济方》卷三百二十六《下部诸疾》引作"摇"，义皆不合。据文义当作"插"，下文正有"针并插尽"之语。下二"捶"字同此。

④ 人魁：此喻指肿大的阴囊。按本方为祝由方，以糯米饼子代替阴囊，使众人插针以治之。

⑤ 周匝：环周。此指所有人。

⑥ 持：原作"时"，据四库本改。

⑦ 丸囊：此指阴囊。

又方：治卒外肾偏疼。

皂荚和皮为末，水调，傅之，良。

《初虞世方》治水癞^①偏大，上下不定，疼痛。

牡蛎_{不限多少，盐泥固济，炭三斤煅，令火尽冷，取二两}，干姜一两_炮。右为细末，用冷水调。稀稠得所，涂病处，小便利，即愈。

《经验方》治丈夫本脏气伤膀胱连小肠等气。

金铃子一百个_{温汤浸过，去皮}，巴豆二百个_{槌微破}，麸二升。同于铜锅内炒，金铃子赤熟为度，放冷，取出，去核为末，每服三钱，非时，热酒、醋汤调并得，其麸、巴豆不用也。

《外台秘要》治膀胱气急，宜下气。

芜荑，捣，和食盐末，二物等分。以绵裹如枣大，纳下部，或下水恶汁，并下气，佳。

又，治阴下湿。

吴茱萸一升，水三升，煮三沸，去滓，洗，痒瘥。

又，治阴头生疮。

以蜜煎甘草，涂之，瘥。

《千金方》治丈夫阴头痈，师所不能治。

乌贼鱼骨末，粉傅之，良。

又，《千金翼方》

鳖甲一枚，烧令末，以鸡子白和，傅之，良。

---

① 癞："㿗"的后起分化字。参见本篇标题注。

卷　六

治目赤痛暗昧刺诸病方第四十三

华佗①禁方

令病人自用手两指，擘②所患眼，垂空咒之曰：匹匹③，屋舍狭窄，不容宿客。即出也。

伤寒方末，亦有眼方。

姚方，目中冷泪出，眦赤痒，乳汁煎方

黄连三分，蕤仁二分，干姜四分。以乳汁一升，渍一宿，微火煎取三合，去滓。取米大，傅眦。

睛为所伤损破方

牛旋④，日二点，避风。黑睛破，亦瘥。

附方

《范注方》主目中泪出，不得开，即刺痛方：

以盐如大豆许，内目中习习⑤，去盐，以冷水数洗目，瘥。

《博济方》治风毒上攻，眼肿痒涩，痛不可忍者，或上下睑⑥眦赤烂，浮翳瘀肉侵睛，神效驱风散。

五倍子一两，蔓荆子一两半，同杵，末，每服二钱，水二盏，铜

---

① 佗：原作"他"，据四库本、六醴斋本改。同"佗"。
② 擘：用同"掰"，分开。
③ 匹匹：同"呸呸""啡啡"，唾声。念咒语前常附有的语气词。
④ 旋：尿。《本草纲目·牛》、《普济方》卷八十二《外物伤目》并作"涎"。
⑤ 习习：痛痒貌。
⑥ 睑：原作"脸"，据《本草纲目》卷三十九《五倍子》改。

石器内煎及一盏，澄滓。热淋洗，留滓二服，又依前煎淋洗。大能明眼目，去涩痒。

《简要济众》治肝虚，目睛疼，冷泪不止，筋脉痛，及眼羞明怕日，补肝散。

夏枯草半两，香附子一两，共为末，每服一钱，腊茶①调下，无时。

《圣惠方》治眼痒急，赤涩，用犬胆汁注目中。

又方：治风赤眼。

以地龙十条，炙干为末，夜卧以冷茶调下，二钱匕。

又方：治伤寒热，毒气攻眼，生白翳②。

用乌贼鱼骨二两，不用大皮③，杵末，入龙脑少许，更研令细，日三四度，取少许点之。

又方：治久患内障眼。

车前子、干地黄、麦门冬，等分为末，蜜丸，如梧桐子大，服屡效。

治目方用黄连多矣。而羊肝丸尤奇异。

取黄连末一大两，白羊子肝一具去膜。同于砂盆内研，令极细，众手捻为丸，如梧桐子。每食以暖浆水吞二七枚，连作五剂，瘥。但是诸眼目疾及障翳、青盲，皆主之。禁食猪肉及冷水。刘禹锡云：有崔承元者，因官治一死罪囚出活之。因后数年，以病自致死。一旦，崔为内障所苦，丧明，逾年后，半夜叹息。独坐时，闻阶除④间悉窣⑤之声。崔问为谁，曰：是昔所蒙活者囚，今故报恩至此。遂以此方告讫而没。崔依此合服，不数月眼复明，因传此方于世。

---

① 腊茶：茶的一种。腊，指早春。以其汁泛乳色，与溶蜡相似，故腊茶也称"蜡茶"。
② 翳：原误作"醫（医）"，《证类本草》卷二十一《乌贼鱼骨》作"瞖"，同"翳"，据改。
③ 大皮：六醴斋本作"肉皮"，义长。
④ 阶除：台阶。
⑤ 悉窣：即窸窣，形容轻微细碎之声。

又方：今医家洗眼汤。

以当归、芍药、黄连等分，停细，以雪水，或甜水，煎浓汁，乘热洗，冷即再温洗，甚益眼目。但是风毒、赤目、花翳等，皆可用之。其说云：凡眼目之病，皆以血脉凝滞使然，故以行血药，合黄连治之。血得热即行，故乘热洗之。用者无不神效。

又方：治雀目不计时月。

用苍术二两，捣罗为散，每服一钱，不计时候。以好羊子肝一个，用竹刀子批破，糁①药在内，麻绳缠定，以粟米泔一大盏，煮熟为度。患人先熏眼，药气绝，即吃之。《简要济众》治小儿雀目。

《梅师方》治目暗，黄昏不见物者。

以青羊肝，切，淡醋食之，煮亦佳。

又方：治眼睛无故突一二寸者。

以新汲水灌渍睛②中，数易水，睛自入。

崔元亮《海上方》著此三名，一名西国草，一名毕楞伽，一名覆盆子。治眼暗不见物，冷泪浸淫不止，及青盲、天行目暗等。

取西国草③，日暴干，捣令极烂，薄绵裹之。以饮男乳汁④中浸如人行八九里久，用点目中，即仰卧。不过三四日，视物如少年。禁酒油面。

《千金方》点小儿黑花眼翳涩痛。

用贝⑤齿一两，烧作灰，研如面，入少龙脑点之，妙。

又方：常服明目洞视。

胡麻一石，蒸之三十遍，末，酒服，每日一升。

又方：古方明目黑发。

---

① 糁：杂和。引申指布撒。
② 睛：六醴斋本作"眼"，义胜。目珠为睛，目眶之内为眼。
③ 西国草：覆盆草的别名。
④ 男乳汁：指喂养男儿的母乳。
⑤ 贝：原作"具"，据四库本与《证类本草》卷二十二《贝子》改。

槐子，于牛胆中渍，阴干，百日。食后吞一枚，十日身轻，三十日白发黑，百日内通神。

《孙真人食忌》主眼有瞖。

取芒消一大两，置铜器中，急火上炼之。放冷后，以生绢细罗①，点眼角中，每夜欲卧时一度点，妙。

《经验方》退瞖明目白龙散。

马牙消光净者，用厚纸裹，令按实。安在怀内着肉处，养一百二十日，取出，研如粉，入少龙脑，同研细。不计年岁深远，眼内生瞖膜，渐渐昏暗，远视不明，但瞳人不破散，并医得。每点用药末两米许，点目中。

又方：治内外障眼。

苍术四两米泔浸七日，逐日换水后，刮去黑皮，细切，入青盐一两，同炒。黄色为度，去盐不用，木贼二两以童子小便浸一宿，水淘，焙干。同捣为末，每日不计时候。但饮食蔬菜内调下一钱匕，服甚验。

《经验后方》治虚劳眼暗。

采三月蔓菁花，阴干，为末。以井花水，每空心调下二钱匕。久服长生，可读夜书。

《外台秘要》主目瞖及努肉②。

用矾石最白者，纳一黍米大于瞖上及努肉上，即冷泪出，绵拭之。令恶汁尽，其疾日日减，瞖自消薄，便瘥。矾石须真白好者，方可使用。

又，补肝散，治三十年失明。

蒺藜子，七月七日收，阴干，捣散，食后，水服方寸匕。

又，疗盲。

猪胆一枚，微火上煎之。可丸如黍米大，纳眼中，食顷，良。

---

① 罗：细筛的一种。此指用罗筛东西。

② 努肉：当作"胬肉"，眼病名，即翼状胬肉。通称"胬肉攀睛"，指赤肉由眦角渐向白睛乃至黑睛生长的病证。《证类本草》卷三《矾石》即作"胬肉"。

又方：治翳如重者。

取猪胆白皮，曝干，合作小绳子如粗钗股大小，烧作灰，待冷，便以灰点翳上，不过三五度，即瘥。

又方：轻身，益气，明目。

芜菁子一升，水九升，煮令汁尽，日干。如此三度，捣末，水服方寸匕，日三。

《斗门方》治火眼。

用艾烧令烟起，以碗盖之，候烟上碗成煤，取下，用温水调化，洗火眼，即瘥。更入黄连，甚妙。

《广利方》治眼筑损，努肉出。

生杏仁七枚，去皮，细嚼，吐于掌中，及热，以绵裹箸头①，将点努肉上，不过四五度，瘥。

《药性论》云：

空心用盐揩齿，少时吐水②中，洗眼，夜见小字，良。

顾含养嫂失明，含尝药视膳，不冠不食。嫂目疾，须用蚺蛇胆，含计尽求不得。有一童子，以一合授含，含开，乃蚺蛇胆也。童子出门，化为青鸟而去，嫂目遂瘥。

治卒耳聋诸病方第四十七③

《葛氏》耳卒聋

取鼠胆，纳耳内，不过三，愈。有人云：侧卧沥一胆尽。须臾，

---

① 裹箸头：箸，原误作"筋"。《医心方》卷五《治耳聋方》作"缠箸（筯）头"。筯为"箸"的异体字，故据改。箸，筷子。

② 水：六醴斋本作"手"，可参。

③ 第四十七：以上阙第四十四至第四十六诸篇标题与正文。依中医五脏开窍之例，肝开窍于目，心开窍于舌，脾开窍于口，肺开窍于鼻，肾开窍于耳，此三篇恰在目与耳之间，故当为舌、口、鼻三窍之病。

胆汁从下边出，初出益①聋，半日顷，乃瘥。治三十年老聋。

又方：巴豆十四枚捣，鹅脂半两，火熔，纳巴豆，和取如小豆，绵裹内耳中，瘥。日一易。姚云：瘥三十年聋。

若卒得风，觉耳中恍恍②者

急取盐七升，甑蒸使热，以耳枕盐上，冷复易。亦疗耳卒疼痛，蒸熨。

又方：栝蒌根，削令可入耳，以腊月猪脂煎三沸出，塞耳，每日作，三七日，即愈。

姚氏，耳痛有汁出方

熬杏仁，令赤黑，捣如膏，以绵裹塞耳，日三易，三日即愈。

聤耳③，耳中痛，脓血出。方

月下灰，吹满耳，令深入，无苦，即自出。

耳聋，菖蒲根丸

菖蒲根一寸、巴豆一粒去皮、心。二物合捣，筛，分作七丸，绵裹，卧即塞。夜易之，十日立愈。黄汁，立瘥。

耳中脓血出方

细附子末，以葱涕和灌耳中，良。单葱涕亦佳，侧耳令入耳。

耳中常鸣方

生地黄，切，以塞耳，日十数易。

《小品》疗聤耳，出脓汁。散方

矾石二两烧，黄连一两，乌贼鱼骨一两。三物，为散。即如枣核大，绵裹塞耳，日再易，更加龙骨。

耳聋巴豆丸

巴豆一枚去心、皮，斑猫一枚去翅足。二物，合捣筛，绵裹塞耳中，再易，甚验。云：此来所用，则良。

---

① 益：更。
② 恍恍：朦胧不清貌。
③ 聤耳：中医病症名。因外感风热、污水灌耳所致的耳道流脓、听力障碍之证。

又方：磁石、菖蒲、通草、熏陆香、杏仁、萆麻、松脂，捣筛为末，分等。蜡及鹅脂和，硬和为丸①，稍长，用钗子穿心为孔。先去耳塞，然后纳于药，日再。初着痒，及作声。月余，总瘥。殿中侯监效。

耳卒痛

蒸盐熨之。

痛不可忍，求死者

菖蒲、附子各一分，末，和乌麻油，炼，点耳中，则立止。

聤②耳，脓血出

车辖脂③，塞耳中，脓血出尽，愈。

附方

《肘后方》疗耳卒肿，出脓水。方：

矾石，烧，末，以笔管吹耳内，日三四度，或以绵裹塞耳中，立瘥。

《经验方》治底耳④。方：

用桑螵蛸一个，慢火炙，及八分熟，存性，细研，入麝香一字⑤，为末，掺在耳内。每用半字，如神效。如有脓，先用绵包子捻⑥去，次后掺药末入耳内。

又方：治耳卒聋。

巴豆一粒，蜡裹针刺，令通透，用塞耳中。

《梅师方》治耳久聋。

松脂三两（炼），巴豆一两。相和，熟捣可丸，通过⑦，以薄绵

---

① 硬和为丸：犹言"和为硬丸"。
② 聤：原书左侧坏字，据文义补正。聤耳，耳痛流脓血之疾。
③ 车辖脂：车轴卡键上的油脂。辖，车轴两头的金属件，用以卡住车轮，不使脱落。
④ 底耳：同"聤耳"。
⑤ 一字：古人以铜钱抄取散药，钱面抄满药不滑脱为一钱匕，取其四分之一为一字。后文之"半字"，则是再取半。
⑥ 捻：沾取（脓液）。
⑦ 通过：谓在药丸上扎透孔。

裹，纳耳孔中塞之，日一度易。

《圣惠方》治肾气虚损，耳聋。

用鹿肾一对，去脂膜，切，于豉汁中入粳米二合，和煮粥，入五味之法。调和，空腹食①之，作羹及酒并得。

《杜壬方》治耳聋，因肾虚所致，十年内一服愈。

蝎至小者四十九枚，生姜如蝎大四十九片，二物铜器内炒，至生姜干为度。为末，都作一服，初夜温酒下，至二更尽，尽量饮酒，至醉不妨。次日耳中如笙簧②，即效。

《胜金方》治耳聋，立效。

以干地龙，入盐，贮在葱尾③内，为水，点之。

《千金方》治耳聋。

以雄黄、硫黄等分，为末，绵裹，塞耳中。

又方：酒三升，渍牡荆子一升，碎之，浸七日，去滓。任性服尽，三十年聋，瘥。

又方：以醇酢，微火煎附子，削令尖，塞耳，效。

《外台秘要》治聋。

芥子捣碎，以人乳调和，绵裹塞耳，瘥。

《杨氏产乳方》疗耳鸣无昼夜。

乌头(烧作灰)、菖蒲等分，为末，绵裹塞耳中，日再用，效。

治耳为百虫杂物所入方第四十八

《葛氏》百虫入耳

---

① 食：原作"令"，据六醴斋本改。《寿亲养老新书》卷一《食治耳聋耳鸣诸方》、《普济方》卷五十三《耳聋诸疾》并同。

② 笙簧：笙乐之声。此指耳鸣。

③ 葱尾：指葱的绿色管状部分。

以好酒灌之，起行自出。

又方：闭气，令人以芦管①吹一耳。

又方：以桃叶塞两耳，立出。

蜈蚣入耳

以树叶②，裹盐灰令热，以掩耳，冷复易，立出。

蚰蜒入耳

熬胡麻，以③葛囊贮枕之，虫闻香则自出。

蚁入耳

炙猪脂、香物，安耳孔边，即自出。

《神效方》蚰蜒入耳

以牛酪，灌满耳，蚰蜒即出，出当半销。若入腹中，空腹食好酪一二升，即化为黄水而出。不尽，更作服。手用神验无比，此方是近得。

又方：小鸡一只，去毛足，以油煎令黄，箸穿作孔，枕之。

又方：取蚯蚓，纳葱叶中，并化为水，滴入耳中，蚰蜒亦化为水矣。

附方

《胜金方》主百虫入耳不出。

以鸡冠血滴入耳内，即出。

又，《千金方》捣韭汁灌耳中，瘥。

又方：治耳中有物不可出。

以麻绳剪令头散，傅好胶，着耳中物上粘之，令相着，徐徐引之令出。

又，《梅师方》取车钉脂，涂耳孔中，自出。

《续十全方》治虫入耳。

秦椒末一钱，醋半盏浸良久，少少灌耳，虫自出。

---

① 管：原脱，据《医心方》卷五《治百虫入耳方》补。

② 树叶：《医心方》卷五《治吴公入耳方》作"椒叶"，《普济方》卷五十四《百虫入耳》引作"桑叶"，《外台秘要》卷二十二《蜈蚣入耳方》作"木叶"。

③ 以：《外台秘要》卷二十二《蚰蜒入耳方》作"捣以"。

《外台秘要》：《肘后》治蚁入耳。

烧鲮鲤甲，末，以水调灌之，即出。

刘禹锡《传信方》治蚰蜒入耳。

以麻油作煎饼枕卧，须臾，蚰蜒自出而瘥。李元淳尚书在河阳日，蚰蜒入耳，无计可为。半月后，脑中洪洪有声，脑闷不可彻，至以头自击门柱，奏疾状危极。因发御药以疗之，无瘥者。为受苦不念生存，忽有人献此方，乃愈。

《兵部手集》治蚰蜒入耳。

小蒜汁，理一切虫入耳，皆同。

钱相公《箧中方》治百节蚰蜒并蚁入耳。

以苦醋注之，起行，即出。

《圣惠方》治飞蛾入耳。

酱汁灌入耳，即出。又，击铜器于耳傍。

《经验方》治水入耳。

以薄荷汁点，立效。

治卒食噎①不下方第四十九

《葛氏方》取少蜜含之，即立下

又方：取老牛涎沫，如枣核大，置水中，饮之。终身不复患噎也。

附方

《外台秘要》治噎。

羚羊角屑一物，多少自在，末之，饮服方寸匕。亦可以角摩噎上，良。

---

① 噎：咽喉堵塞之疾。

《食医心镜》治卒食噎。

以陈皮一两，汤浸去穰，焙，为末。以水一大盏，煎取半盏，热服。

《圣惠方》治膈气，咽喉噎塞，饮食不下。

用碓嘴①上细糠，蜜丸，弹子大，非时含一丸，咽津。

《广五行记》云：永徽中，绛州僧，病噎不下食，告弟子：吾死之后，便可开吾胸喉，视有何物。言终而卒。弟子依言而开视胸中，得一物，形似鱼，而有两头，遍体是肉鳞，弟子置器中，跳跃不止，戏以诸味，皆随化尽。时夏中，蓝②多作淀③，有一僧以淀置器中，此虫遂绕器中走，须臾化为水。

治卒诸杂物鲠④不下方第五十

食诸鱼骨鲠

以鱼骨于头上，立即愈下⑤。云⑥：謦欬⑦即出。

又方：小嚼薤白，令柔。以绳系⑧中，持绳端，吞薤到鲠处，引之，鲠当随出。

疗骨鲠

仍⑨取所余者骨，左右手反复掷背后，立出。

---

①　碓（duì 对）嘴：碓，古代舂米时在石臼中锤击稻料去掉稻壳的锤杵。碓嘴，指其锤头部。

②　蓝：蓼科草本植物，可加工成靛青作染料。《说文》："蓝，染青草也。"

③　淀：此指沉淀物。

④　鲠：鱼骨或杂骨、杂物卡于喉部之疾。

⑤　以鱼……愈下：《外台秘要》卷八《诸骨哽方》作"以鱼骨插于头上，则立下"，义长。

⑥　云：《外台秘要》卷八《诸骨哽方》作"陶云"。

⑦　謦（qǐng kài 请忾）欬：咳嗽。《说文》："謦，欬也。"

⑧　系（繫）：原作"击（擊）"，据《外台秘要》卷八《诸骨哽方》引张文仲同方改。

⑨　仍：再，又。按，《外台秘要》卷八《诸骨哽方》此上多一条："白雄鸡左右翮大毛各一枚，烧末，水服一刀圭也"。据此"仍"字，本方之上当补该条。

杂物鲠方

解衣带，目窥下部，不下即出。

又方：好蜜，以匕抄，稍稍咽之，令下。

鱼骨鲠在喉中，众法不能去者，方

取饴糖，丸如鸡子黄大，吞之。不去，又吞，以渐大作丸，用得效。

附方

《斗门方》治骨鲠。

用鹿角为末，含津咽下，妙。

《外台秘要》疗鲠。

取虎骨为末，水服方寸匕。

又方：蝼蛄脑一物，吞。亦治刺不出，傅之，刺即出。

又方：口称鸬鹚，则下。

又，《古今录验》疗鱼鲠骨横喉中，六七日不出。

取鲤鱼鳞皮，合烧作屑，以水服之则出，未出，更服。

《胜金方》治小儿大人一切骨鲠，或竹木签刺喉中不下。方：

于腊月中，取鳜鱼胆，悬北檐下，令干。每鱼鲠，即取一皂子许，以酒煎化，温温呷。若得逆，便吐，骨即随顽涎出。若未吐，更吃温酒。但以吐为妙。酒即随性量力也。若未出，更煎一块子[①]，无不出者。此药但是鲠物在脏腑中，日久痛，黄瘦甚者，服之皆出。若卒求鳜鱼不得，蠡鱼、鲩鱼、鲫鱼俱可。腊月收之，甚佳。

孟诜云：人患卒痘[②]。

取杏仁三分 去皮尖，熬，别杵，桂一分，和如泥，取李核，用绵裹含，细细咽之。日五夜三。

---

① 一块子：似当作"一皂子许"。
② 痘：同"哑"，不能发音之疾。

治卒误吞诸物及患①方第五十一

《葛氏》误吞钗方

取薤曝令萎，煮使熟，勿切，食一大束，钗即随出。生麦菜若节缕②，皆可用。

误吞钉及箭、金针、钱铁等物，方

多食肥羊脂、诸般肥肉等，自裹之，必得出。

吞诸珠珰③铁而鲠，方

烧弩铜④令赤，纳水中，饮其汁，立愈。

误吞钱

烧火炭，末，服方寸匕，即出。《小品》同。

又方：服蜜三升，即出。

姚氏，食中吞发，绕喉不出方

取梳头发，烧作灰，服一钱匕。

吞环若指弮⑤

烧鹅羽数枚，末，饮之。

吞钱

腊月米饧⑥，顿服半升。

又方：浓煎艾汁，服，效。

---

① 患：文义未足。此下似有脱文。
② 节缕：《外台秘要》卷八《杂误吞物方》作“虁缕”，较是。《医心方》卷二十九《治误吞环钗方》作“薤蓟缕”。
③ 珰：耳饰，多为玉制。
④ 弩铜：《外台秘要》卷八《杂误吞物方》作“弩铜牙”，可从。
⑤ 指弮(kōu 抠)：指环。
⑥ 饧(táng 唐)：饴糖。

附方

《圣惠方》治误吞银环子、钗子。

以水银半两服之，再服，即出。

又方：治小儿误吞针。

用磁石如枣核大，磨令光，钻作窍，丝穿，令含，针自出。

又方：治小儿误吞铜铁物，在咽喉内不下。

用南烛根，烧，细研，熟水调一钱，下之。

铁相公《箧中方》疗误吞钱。

以磁石枣许大一块，含之，立出。

又方：取艾蒿一把，细剉，用水五升，煎取一升，顿服，便下。

又，《外台秘要》

取饴糖一斤，渐渐尽食之，环及钗便出。

又，《杨氏产乳》

菓耳头一把，以水一升，浸水中十余度，饮水，愈。

《孙用和方》治误吞金银或钱，在腹内不下方：

石灰一杏核大，硫黄一皂子大，同研为末，酒调下，不计时候。

姚氏方治食中误吞发，绕喉不出。

取己头乱发，烧作灰，服一钱匕，水调。

陈藏器云：

故锯无毒，主误吞竹木入喉咽，出入不得者。烧令赤，渍酒中，及热饮，并得。

治面疱发秃身臭心惛鄙丑方第五十二

《葛氏》疗年少气充，面生疱疮

胡粉、水银，腊月猪脂和，熟研，令水银消散，向暝以粉面，晓拭去。勿水洗，至暝又涂之。三度，即瘥。姚方同。

又方：涂麋脂，即瘥。

又方：三岁苦酒，渍鸡子三宿，软，取白以涂上。

《隐居效方》疱疮方

黄连、牡蛎各二两。二物，捣筛，和水作泥封疮上，浓汁粉之，神验。

冬葵散

冬葵子、柏子仁、茯苓、瓜瓣各一两。四物，为散，食后服方寸匕，日三，酒下之。

疗面及鼻酒皶①方

真珠、胡粉、水银分等，猪脂和涂。又，鸬鹚矢和腊月猪脂涂，亦大验，神效。

面多䵟䵴②，或似雀卵色者

苦酒煮术，常以拭面，稍稍自去。

又方：新生鸡子一枚，穿去其黄，以朱③末一两纳中，漆固（别方云：蜡塞以鸡伏着），倒④出取涂面，立去而白。

又，别方出西王母枕中，陈朝张贵妃常用膏方：鸡子一枚，丹砂二两，末之。仍云安白鸡腹下伏之，余同。鸡子令面皮急而光滑，丹砂发红色。不过五度傅面，面白如玉，光润照人，大佳。

卒⑤病余，面如米粉傅者

熬矾石，酒和涂之。姚云：不过三度。

又方：白敛二分，杏人半分，鸡矢白一分。捣下，以蜜和之。杂水以拭面，良。

---

① 皶（zhā 渣）：鼻子上的小红疱，俗称"酒糟鼻"。亦作"齇""皻"等。

② 䵟䵴（gǎn zèng 敢赠）：面部的黑斑、黑气。䵟，亦作"䵟"。

③ 朱：指"朱砂"，即丹砂。

④ 倒：原作"例"，据四库本改。

⑤ 卒：疑当作"杂"。

疗人头面患疬疡①方

雄黄、硫黄、矾石，末，猪脂和，涂之。

又方：取生树木孔中蚛汁拭之。末桂，和傅上，日再三。

又方：蛇蜕皮，熟以磨之，数百度，令热，乃弃草中，勿顾。

疗人面体黎黑②，肤色粗③陋，皮厚状丑

细捣殺羊胫骨，鸡子白和傅面，干，以白梁米泔汁洗之。三日如素，神效。

又方：芜菁子二两，杏仁一两并捣破，栝蒌去子囊④，猪胰五具，淳酒和，夜傅之。寒月以为手面膏。别方云：老者少，黑者白。亦可加土瓜根一两，大枣七枚，自⑤渐白悦。姚方：猪胰五具，神验。

《隐居效验方》面黑令白，去黯方

乌贼鱼骨、细辛、栝蒌、干姜、椒各二两。五物，切，以苦酒渍三日，以成炼牛髓二斤煎之，苦酒气尽药成，以粉面，丑人特异鲜好，神妙方。

又，令面白如玉色方

羊脂、狗脂各一升，白芷半升，甘草一尺，半夏半两，乌喙十四枚。合煎，以白器成⑥，涂面，二十日即变。兄弟不相识，何况余人乎？

《传效方》疗化面方

真珠屑、光明砂并别熟研、冬瓜陈人⑦各二两亦研，水银四两。以四五重帛练袋子贮之。铜铛中醋浆微火煮之，一宿一日，堪用。取水

---

① 疬疡：亦称"疬疡风"，汗斑一类皮肤病。

② 黎黑：黑色。黎，通"黧"。又"面体黎黑"四字《备急千金要方》卷六《面药》作"面黯黯黑"。

③ 粗：原作"麁"，四库本、《备急千金要方》卷六《面药》并作"麤"，同"粗"，据改。

④ 囊：疑当作"瓢"。

⑤ 自：道藏本作"日"，义长。

⑥ 成：似当作"盛"。

⑦ 冬瓜陈人：《外台秘要》卷三十二《化面方》作"冬瓜仁"。四库本作"冬瓜杏仁"。

银和面脂，熟研使消，乃合珠屑、砂，并瓜子末，更合调，然后傅面。

又，疗人面无光润，黑𪒟及皱，常傅面脂。方

细辛、萎蕤、黄耆、薯蓣、白附子、辛夷、芎䓖、白芷各一两，栝蒌、木兰皮各一分，成炼猪脂二升。十一物，切之，以绵裹，用少酒渍之一宿，纳猪脂煎之，七上七下。别出一片白芷，内煎，候白芷黄色成，去滓，绞，用汁以傅面。千金不传。此膏亦疗金疮，并吐血。

疗人𪒟，令人面皮薄如舜华①。方

鹿角尖取实白处，于平石上以水②磨之，稍浓取一大合，干姜一大两。捣，密绢筛，和鹿角汁，搅使调匀。每夜先以暖浆水洗面，软帛拭之，以白蜜涂面，以手拍，使蜜尽，手指不粘为尽，然后涂药，平旦还以暖浆水洗。二三七日，颜色惊人。涂药不见风日，慎之。

又，面上暴生𪒟方

生杏仁，去皮，捣，以鸡子白和如煎饼面，入夜洗面，干，涂之，旦以水洗之，立愈。姚方云：经宿拭去。

面上䵟磊子③、化面并疗，仍得光润皮急。方

土瓜根，捣筛，以浆水和，令调匀，入夜浆水以洗面，涂药。旦复洗之，百日光华射人，夫妻不相识。

《葛氏》服药取白。方

取三树桃花，阴干，末之。食前服方寸匕，日三。姚云：并细腰身。

又方：白瓜子中仁五分，白杨皮二分，桃花四分。捣，末，食后服方寸匕，日三。欲白，加瓜子；欲赤，加桃花。三十日面白，五十

---

① 舜华：即木槿花，古人以之喻貌美。《诗·郑风·有女同车》："颜如舜华"。舜，通"蕣"。

② 水：原脱，据《外台秘要》卷三十二《面𪒟方》引《文仲》补。

③ 䵟磊子：犹言"蓓蕾"，即花苞。此指面部所生疙瘩。

日手足俱白。又一方，有橘皮三分，无杨皮。

又方：女苑三分，铅丹一分，末，以醋浆服一刀圭，日三服。十日大便黑，十八十九日如漆，二十一日全白，便止，过此太白。其年过三十，难复疗。服药忌五辛。

又方：朱丹五两，桃花三两_末。井朝水①服方寸匕，日三服。十日知，二十日太白，小便当出黑汁。

又方：白松脂十分，干地黄九分，干漆五分_熬，附子一分_炮，桂心二分。捣下筛，蜜丸，服十丸，日三。诸虫悉出，便肥白。

又方：干姜、桂、甘草分等。末之，且以生鸡子一枚，纳一升酒中搅，温，以服方寸匕。十日知，一月白光润。

又方：去黑

羊胆、猪胰、细辛等分。煎三沸，涂面，咽②，旦醋浆洗之。

又方：茯苓、白石脂分等。蜜和，涂之，日三度。

服一种药，一月即得肥白。方

人豆黄炒，舂如作酱滓。取纯黄　大升，捣筛，炼猪脂和令熟，丸。酒服二十丸，日再，渐加至三四十丸。服尽五升，不出一月，即大能食，肥白，试用之。

疗人须鬓秃落不生长。方

麻子人三升，秦椒二合，置泔汁中一宿，去滓，日一沐，一月长二尺也。

又方：蔓荆子三分，附子二枚_碎。酒七升，合和器中。封二七日，泽沐，十日长一尺。勿近面上，恐有毛生。

又方：桑白皮，到三二升，以水淹，煮五六沸，去滓。以洗须鬓，数数为之，即自不落。

又方：麻子人三升，白桐叶一把，米泔煮五六沸，去滓。以洗之，数之则长。

---

① 井朝水：同"井花水"，清晨水井中打出的第一桶水。
② 咽：四库本无此字，义长。

又方：东行桑根长三尺，中央当甑饭上蒸之，承取两头汁，以涂须鬓，则立愈。

疗须鬓黄方

烧梧桐灰，乳汁和，以涂肤及须鬓，佳。

染发须，白令黑方

醋浆煮豆漆①之，黑如漆色。

又方：先洗须发令净，取石灰、胡粉分等，浆和温，夕卧涂讫。用油衣包裹，明日洗去，便黑，大佳。

又，拔白毛，令黑毛生方

拔去白毛，以好白蜜敷②孔中，即生黑毛。眉中无毛，亦针挑伤傅蜜，亦毛生。比见诸人水取石子③，研丁香汁，拔讫，急手傅孔中，亦即生黑毛，此法大神验。

若头风白屑，捡风条中方、脂泽等方，在此篇末。

姚方，疗黯

白蜜和茯苓，涂上。满七日，即愈。

又，疗面胡④粉刺方

捣生菟丝，绞取汁，涂之。不过三五上。

又，黑面方

牯羊胆、牛胆，淳酒三升，合煮三沸，以涂面，良。

面上恶疮方

黄连、黄檗、胡粉各五两。下筛，以粉面上疮。疮方并出本条中，患⑤宜检用之。

---

① 漆：疑当作"染"。"漆"古作"桼"，与"染"形近。

② 傅：原作"任"，应为"付"字之误，"付"同"傅"，即今"敷"字。四库本正作"傅"，据改。《外台秘要》卷三十二《拔白发良日并方》载同方，宋本作"傅"，明本作"敷"。

③ 水取石子："水"字似衍。《外台秘要》卷三十二《拔白发良日并方》作"取石子"。

④ 胡：《证类本草·菟丝子》作"上"，较是。

⑤ 患：似当作"患人"或"患者"。

《葛氏》疗身体及腋下狐臭。方

正旦以小便洗腋下，即不臭。姚云：大神验。

又方：烧好矾石，作末，绢囊贮。常以粉腋下。又，用马齿矾石，烧令汁尽，粉之，即瘥。

又方：青木香二两，附子一两，石灰一两①。细末，着粉腋中。汁②出，即粉之。姚方：有矾石半两，烧。

又方：炊饭及热丸，以拭腋下臭。仍与犬食之，七日一③如此，即瘥。

又方：煮两鸡子熟，去壳皮，各内腋下，冷，弃三路口，勿反顾，三为之，良。

姚方：取牛脂、胡粉，合椒以涂腋下，一宿即愈。可三两度作之，则永瘥。

又，两腋下及手足掌、阴下股里，常汗湿致臭方

干枸杞根、干畜根④、甘草半两⑤，干章陆、胡粉、滑石各一两。六物，以苦酒和，涂腋下，当汁出，易衣更涂，不过三傅，便愈。或更发，复涂之。不可多傅，伤人腋，余处亦涂之。

若股内阴下，常湿且臭，或作疮者，方

但以胡粉一分，粉之，即瘥。常用验方。

《隐居效方》疗胡臭

鸡舌、藿香、青木香、胡粉各二两。为散，纳腋下，绵裹之，常

---

① 石灰一两：《外台秘要》卷二十三《腋臭方》作"白灰一两半、礜石半两"，《备急千金要方》卷二十四《胡臭漏腋》作"白灰一两"。

② 汁：似当作"汗"。《外台秘要》卷二十三《腋臭方》本条作"汗出因以粉之"。下文"汁出"，《外台秘要》卷二十三《漏腋方》亦作"汗出"。

③ 日一：《医心方》卷四《治胡臭方》作"旦"，义长。

④ 干畜根：似指草类药羊蹄。《名医别录》：羊蹄"一名畜"。《备急千金要方》卷二十四《胡臭漏腋》作"干蔷薇根"（《外台秘要》卷二十三《漏腋方》同），注云："《肘后》作畜根"。《医心方》卷四《治胡臭方》引《小品》方名"六物胡粉膏"，作"干姜"。

⑤ 半两：《外台秘要》卷二十三《漏腋方》、《医心方》卷四《治胡臭方》干枸杞根、干畜根、甘草半两三物各为"半两"，是。

作，瘥。

令人香方

白芷、熏草、杜若、杜蘅、藁本分等。蜜丸为丸，但旦服三丸，暮服四丸。二十日足下悉香，云①大神验。

又方：瓜子、芎劳、藁本、当归、杜蘅、细辛各二分，白芷、桂各五分。捣下，食后服方寸匕，日三服。五日，口香。一十日，肉中皆香。神良。

《小品》又方

甘草、松树根及皮、大枣、甜瓜子。四物，分等，末，服方寸匕，日三。二十日觉效，五十日身体并香，百日衣服床帏皆香。姚同。

疗人心孔惛塞，多忘喜误

七月七日，取蜘蛛网着领中，勿令人知，则永不忘也。姚方同。

又方：丁酉日，密自至市买远志，着巾角中还，末服之，勿令人知。姚同。

又方：丙午日，取鳖甲着衣带上，良。

又方：取牛、马、猪、鸡心，干之，末，向日酒服方寸匕，日三。问一知十。

孔子大圣智枕中方，已出在第九卷。姚同。

又方：茯苓、茯神、人参五分，远志七分，菖蒲二分。末，服方寸匕，日三夜一服。

又方：章陆花，阴干一百日，捣末，暮水服方寸匕。暮卧思念所欲知事，即于眠中醒悟。

又方：上党人参半斤，七月七日麻勃②一升，合捣，蒸使气尽遍，服一刀圭，暮卧，逆知③未然之事。

---

① 云：似当作"某云"。本书较多见者有"姚云"。
② 麻勃：又名"麻花"，植物大麻的花。
③ 逆知：预知。逆，预先。

疗人嗜眠喜睡方

马头骨，烧作灰，末，服方寸匕，日三夜一。

又方：父鼠目一枚，烧作屑，鱼膏和，注目外眦，则不肯眠。兼取两目绛囊裹带。

又方：麻黄、术各五分，甘草三分。日中南捣，末，服一方寸匕，日三。姚方①，人不忘。

菖蒲三分，茯苓五分，伏神、人参各五分，远志七分。末，服方寸匕，日三夜一，五日则知，神良。

《传用方》头不光泽，腊泽饰发。方

青木香、白芷、零陵香、甘松香、泽兰各一分。用绵裹，酒渍再宿，纳油里煎再宿，加腊泽斟量硬软，即火急煎。着少许胡粉、烟脂讫，又缓火煎令粘极，去滓，作梃②，以饰发，神良。

作香泽涂发方

依腊泽药，内渍油里煎。即用涂发，亦绵裹，煎之。

作手脂法

猪胰一具，白芷、桃人碎各一两，辛夷各二分③，冬瓜人二分，细辛半分，黄瓜、栝蒌人各三分。以油一大升，煮白芷等二三沸，去滓。按猪胰取尽，乃内冬瓜人④、桃人，末，合和之，膏成，以涂手掌，即光。

莘豆香藻法

莘豆一升，白附、芎䓖、白芍药、水栝蒌、当陆、桃人、冬瓜人各二两。捣筛，和合。先用水洗手面，然后傅药粉饰之也。

---

① 方：依例似当作"云"。

② 梃：棍棒。此指将腊泽加工成棒状。

③ 各二分：此上仅"辛夷"一味药，不应有"各"字。《外台秘要》卷三十二引同方无"各"字。

④ 人：原脱，据前文用药"冬瓜人（仁）"补。

六味熏衣香方

沉香一片，麝香一两，苏合香①蜜涂微火炙，少令变色，白胶香一两，捣沉香令破如大豆粒，丁香一两亦别捣，令作三两段。捣余香讫，蜜和为炷，烧之。若熏衣，着半两许。又，藿香一两，佳。

《葛氏》既有膏傅面染发等方，故疏脂泽等法，亦粉饰之所要云。

发生方

蔓荆子三分，附子二枚生用，并碎之。二物以酒七升和内瓷器中，封闭经二七日，药成。先以灰汁净洗须发，痛拭干。取乌鸡脂揩，一日三遍，凡经七日。然后以药涂，日三四遍。四十日长一尺，余处则勿涂。

附方

《肘后方》姚氏疗黯。

茯苓，末，白蜜和，涂上。满七日，即愈。

又方：疗面多奸黵，如雀卵色。

以羖羊胆一枚，酒二升，合煮三沸，以涂拭之，日三度，瘥。

《千金方》治血黯面皱。

取蔓菁子，烂研，入常用面脂中，良。

崔元亮《海上方》灭瘢膏。

以黄矾石烧令汁出、胡粉炒令黄各八分，惟须细研。以腊月猪脂和，更研如泥，先取生布揩令痛。则用药涂，五度。又取鹰屎白、燕窠中草，烧作灰，等分，和人乳涂之，其瘢自灭，肉平如故。

又方：治面黯黑子。

取李核中人，去皮细研，以鸡子白和如稀饧，涂。至晚每以淡浆洗之，后涂胡粉，不过五六日，有神。慎风。

《孙真人食忌》去黡子。

取石灰，炭上熬令热，插糯米于灰上，候米化，即取米点之。

---

① 苏合香：此下似应有"一两"二字。以下"沉香"处同此。

《外台秘要》救急去黑子。方：

夜以暖浆水洗面，以布揩黑子令赤痛，水研白檀香，取浓汁以涂之。旦又复以浆水洗面，仍①以鹰粪粉黑子。

又，令面生光方：

以蜜陀僧用乳煎涂面，佳。兼治齇鼻疱。

《圣惠方》治黚黯斑点方：

用蜜陀僧二两，细研，以人乳汁调，涂面，每夜用之。

又方：治黑痣生于身面上。

用藜芦灰五两，水一大碗，淋灰汁于铜器中贮。以重汤煮，令如黑膏，以针微拨破痣处，点之，良。不过三遍，神验。

又方：生眉毛。

用七月乌麻花，阴干为末，生乌麻油浸，每夜傅之。

《千金翼》老人令面光泽方：

大猪蹄一具，洗净，理如食法。煮浆如胶，夜以涂面，晓以浆水洗面，皮急矣。

《谭氏小儿方》疗豆疮瘢面黡。

以蜜陀僧细研，水调，夜涂之。明旦洗去，平复矣。

有治疬疡三方，具风条中。

《千金方》治诸腋臭。

伏龙肝，浇作泥，傅之，立瘥。

《外台秘要》治狐臭，若股内阴下恒湿臭，或作疮。

青木香，好醋浸，致腋下夹之，即愈。

又，生狐臭。

以三年酽醋②和石灰，傅之。

《经验方》善治狐臭。

用生姜涂腋下，绝根本。

---

① 仍：再。
② 酽（yàn 艳）醋：浓醋。

又方：乌髭鬓，驻颜色，壮筋骨，明耳目，除风气，润肌肤，久服令人轻健。

苍术不计多少，用米泔水浸三两日，逐日换水，候满日即出，刮去黑皮，切作片子，暴干。用慢火炒令黄色，细捣末，每一斤末，用蒸过茯苓半斤，炼蜜为丸，如梧桐子大。空心、卧时温熟水下十五丸。别用术末六两，甘草末一两，拌和匀，作汤点之，下术丸，妙。忌桃、李、雀、蛤及三白。

《千金方》治发落不生，令长。

麻子一升，熬黑压油，以傅头，长发，妙。

又，治发不生。

以羊屎灰，淋取汁洗之，三日一洗，不过十度即生。

又，治眉发髭落。

石灰三升，以水拌匀，熘火炒令焦。以绢袋贮，使好酒一斗渍之，密封，冬十四日，春秋七日，取服一合，常令酒气相接。严云：百日即新髭发生不落。

《孙真人食忌》生发方：

取侧柏叶，阴干作末，和油涂之。

又方：令发鬓乌黑。

醋煮大豆黑者，去豆，煎令稠，傅发。

又方：治头秃。

芜菁子，末，酢和，傅之，日三。

《梅师方》治年少发白。

拔去白发，以白蜜涂毛孔中，即生黑者。发不生，取梧桐子捣汁，涂上，必生黑者。

《千金翼》疗发黄。

熊脂涂发，梳之散。头入床底，伏地一食顷，即出，便尽黑，不过一升脂，验。

《杨氏产乳》疗白秃疮及发中生癣。

取熊白，傅之。

又，疗秃疮。

取虎膏，涂之。

《圣惠方》治白秃。

以白鸽粪，捣，细罗为散。先以醋米泔①洗了，傅之，立瘥。

又，治头赤秃。

用白马蹄烧灰，末，以腊月猪脂和，傅之。

《简要济众》治头疮。

大笋壳叶，烧为灰，量疮大小，用灰调生油，傅。入少腻粉，佳。

---

① 醋米泔：酸泔水。醋，酸。

卷 七

治为熊虎爪牙所伤毒痛方第五十三

葛氏方

烧青布，以熏疮口，毒即出。仍煮葛根令浓，以洗疮。捣干葛根，末，以煮葛根汁。服方寸匕，日五夜一，则佳。

又方：嚼栗①，涂之。姚同。

又，煮生铁令有味，以洗疮上。姚同。

凡猛兽毒虫，皆受人禁气②，将入山草，宜先禁之。其经术云：

到山下先闭气三十五息，存神③仙将虎来到吾前。乃存吾肺中，有白帝出，把虎两目，塞吾下部。又，乃吐肺气，白④通冠一山林之上，于是良久。又，闭气三十五息，两手捻都监目⑤作三步，步皆以右足在前，乃止。祝曰："李耳⑥，李耳，图汝非李耳耶！汝盗黄帝之犬，黄帝教我问汝，汝答之云何。"毕，便行，一山之虎不可得见。若逢之者，目向⑦立，大张左手五指，侧之极势，跳手上下三度，于

---

① 栗：原作"粟"，据《备急千金要方》卷二十五《蛇毒》、《证类本草·栗子》改。
② 禁气：道教指以运气法施行禁术。
③ 存神：《外台秘要》卷四十《熊虎伤人疮方》作"所在山神"。存，臆想，冥想。
④ 白：《外台秘要》卷四十《熊虎伤人疮方》作"上自"二字，可从。
⑤ 都监目：第四指第二节，一名神都目。道家谓都监目可监领一切诸神诸鬼。
⑥ 李耳：虎的别称。汉代扬雄《方言》："虎，陈魏宋楚之间或谓之李父，江淮南楚之间谓之李耳。"
⑦ 目向：《外台秘要》卷四十《熊虎伤人疮方》作"因正而"，可从。

跳中大唤："咄，虎！北斗君使①汝去。"虎即走。止宿②亦先四向如此。又烧牛、羊角，虎亦不敢近人。又，捣雄黄、紫石，缝囊贮而带之。

附方

《梅师方》治虎伤人疮。

但饮酒，常令大醉，当吐毛出。

治卒有猘③犬凡所咬毒方第五十四

疗猘犬咬人方

先唰④却恶血，灸疮中十壮，明日以去。日灸一壮，满百日⑤乃止。姚云：忌酒。

又云：地榆根，末，服方寸匕，日一二。亦末傅疮上。生根捣傅，佳。

又方：刮虎牙若⑥虎骨，服一匕。已发狂⑦如猘犬者，服此药，即差。姚同。

又方：仍杀所咬犬，取脑傅之，后不复发。

又方：捣薤汁，傅之。又饮一升，日三，疮乃瘥。

又方：末矾石，纳疮中裹之。止疮不坏，速愈，神妙。

又方：头发、猬皮，烧末，水和，饮一杯。若或已目赤口噤者，折齿下之。姚云：二物等分。

---

① 使：原脱，据《外台秘要》卷四十《熊虎伤人疮方》补。
② 止宿：住宿。
③ 猘(zhì 制)：狂犬，疯狗。
④ 唰(suō 唆)：吸吮。
⑤ 日：原脱，据《外台秘要》卷四十《狂犬咬人方》补。
⑥ 若：或。
⑦ 狂：原脱，据《外台秘要》卷四十《狂犬咬人方》补。

又方：捣地黄汁饮之，并以涂疮，过百度止。

又方：末干姜，常服，并以纳疮中。

凡狾犬咬人，七日一发。过三七日不发，则脱①也。要过百日，乃为大免耳。

每到七日，辄当饮薤汁三二升。又，当终身禁食犬肉、蚕蛹，食此发则不可救矣。疮未瘥之间，亦忌生物②、诸肥腻及冷，但于饭下蒸鱼，及就腻器③中食便发。不宜饮酒，能过一年，乃佳。

若重发疗方

生食蟾蜍鲙④，绝良验。姚同。亦可烧炙食之，不必令其人知。初得啮便为之，则后不发。姚：剥作鲙，吞蒜齑⑤下。

又方：捣姜根汁，饮之，即瘥。

又方：服蔓菁汁，亦佳。

又，凡犬咬人

取灶中热灰，以粉疮，傅之。姚同。

又方：火炙蜡，以灌疮中。姚同。

又方：以头垢少少纳疮中。以热牛屎涂之，佳。姚同。

又方：挼蓼，以傅疮上。

又方：干姜末，服二匕。姜汁服半升，亦良。

又方：但依狾犬法，弥佳。烧蟾蜍及末矾石傅之，尤佳。

得犬啮者难疗，凡犬食马肉生狂，方

及寻常忽鼻头燥，眼赤不食，避人藏身，皆欲发狂。便宜枸杞汁煮糜饲之，即不狂。若不肯食糜，以盐伺鼻，便忽涂其鼻，既舐之则

---

① 脱：免除。《外台秘要》卷四十《狂犬咬人方》作"免"。

② 物：《外台秘要》卷四十《狂犬咬人方》、《备急千金要方》卷二十五《蛇毒》并作"鱼"，义长。

③ 器：原作"气"，《外台秘要》卷四十《狂犬咬人方》、《备急千金要方》卷二十五《蛇毒》并作"器"，据改。

④ 鲙：同"脍"，细切肉丝。

⑤ 蒜齑：蒜末。

欲食矣，神验。

【点评】对狂犬伤人的记载，中外皆很古老，而最早确切描述狂犬病症状、潜伏期及治法的文献则当推此篇。其描述与现代研究颇多相近处，足见葛洪对此病认识已达很高水平。文中所载以狂犬脑敷伤口的治法，常被称作最早的免疫疗法，这固然有嫌牵强，但这种"以毒攻毒"思想对后世免疫疗法（如人痘预防天花）有启迪之功，亦不无可能。

附方

《梅师方》治狂狗咬人。

取桃白皮一握，水三升，煎取一升，服。

《食疗》治犬伤人。

杵生杏人，封之，瘥。

治卒毒①及狐溺棘②所毒方第五十五

马嚼人作疮，有毒，肿③热疼痛方

刺鸡冠血，沥着疮中三下。若驳马④用雌鸡，草马用雄鸡。姚同。

又方：灸疮及肿上，瘥。

若疮久不瘥者

马鞭梢长二寸，鼠矢二七枚。烧末，膏和，傅之，效。

又方：以妇人月经傅上，最良。姚云：神效。

---

① 毒：据正文，似应为"马毒"。

② 狐溺棘：又作"狐尿刺""狐尿棘"，指接触昆虫分泌物等导致的皮肤疹疮类病症。

③ 肿：原作"种"，据《外台秘要》卷四十《马咋踏人方》改。

④ 驳马：《证类本草·鸡子》作"驳马"，即公马，是。后句"草马"为母马。

人体上先有疮而乘马，马汗若马毛入疮中，或但为马气所蒸，皆致肿痛烦热，入腹则杀人

烧马鞭皮，末，以膏和，傅上。

又方：多饮淳酒，取醉，即愈。

又，剥死马，马骨伤人手，毒攻欲死方

便取死马腹中屎，涂之，即瘥。姚同。

又方：以手内女人阴中，即愈。有胎者不可，令胎堕。

狐尿棘刺刺人，肿痛欲死方

破鸡搨之，即瘥。

又方：以热桑灰汁渍，冷复易，取愈。

《小品方》以热蜡着疮中，又烟熏之，令汁出，即便愈

此狐所尿之木，犹如蛇蚿①也。此下有鱼骨伤人。

附方

《图经》云：治恶刺，及狐尿刺。

捣取蒲公草根茎白汁涂之。惟多涂，立瘥止。此方出孙思邈《千金方》。其序云：余以正观五年七月十五日夜，以左手中指背触着庭木，至晓遂患痛不可忍。经十日，痛日深，疮日高大，色如熟小豆色。尝闻长者之论，有此方，遂依治之。手下则愈，痛亦除，疮亦即瘥，未十日而平复。杨炎《南行方》，亦著其效云。

《效方》治狐尿刺螫痛。

杏人，细研，煮一两，沸，承热以浸螫处，数数易之。

《外台秘要》治剥马被骨刺破，中毒欲死。

取剥马腹中粪及马尿洗，以粪傅之，大验。绞粪汁饮之，效。

《圣惠方》治马咬人，毒入心。

马齿苋，汤②食之，瘥。

《灵苑方》治马汗入疮，肿痛渐甚，宜急疗之，迟则毒深难理。

---

① 蚿：当是后文第五十七中蛇蚿之"蚿"。见该条注。

② 汤："烫"的古字。

以生乌头，末，傅疮口，良久有黄水出，立愈。

王氏《博济》治驴涎马汗毒所伤，神效。

白矾_{飞过}、黄丹_{炒令紫色}各等分，相衮①合，调贴患处。

治卒青蝰②蝮虺众蛇所螫方第五十六

《葛氏》竹中青蝰③螫人方

雄黄、麝香、干姜分等。捣筛，以麝冈④和之。着小竹管，带之行。急便用傅疮，兼众蛇虺毒之，神良。

又方：破乌鸡，热傅之。

蛇绿色，喜缘树及竹上。大者不过四五尺，皆呼为青条蛇，人中，立死⑤。

《葛氏》毒蛇螫人方

急掘作坑，以埋疮处。坚筑其上，毒即入土中，须臾痛缓，乃出。

《徐王》治蛇毒方

用捣地榆根，绞取汁饮，兼以溃疮。

又方：捣小蒜，饮汁，以淬傅疮上。

又方：猪耳垢着疮中⑥，牛耳中垢亦可用之，良。

---

① 衮：同"滚"。

② 蝰：原作"蛙"，据《外台秘要》卷四十《青蝰蛇螫方》篇名改。青蝰，又称"竹根蛇"，是一种颜色与竹相似的毒蛇，体小，喜缘竹木。

③ 青蝰：原作"青蜂"，据《外台秘要》卷四十《青蝰蛇螫方》改。

④ 麝冈：即射冈。

⑤ 蛇绿……立死：《外台秘要》卷四十《青蝰蛇螫方》引《肘后青蝰蛇论》作"此蛇正绿色，喜缘木及竹上，与竹木色一种，人卒不觉，若人入林中行，脱能落头背上，然自不甚啮人，啮人必死，那可屡肆其毒。此蛇大者不过四五尺，世人皆呼为青条蛇。其尾二三寸色异者，名熇尾，最烈。"

⑥ 疮中：《外台秘要》卷四十《蝮蛇螫方》此下有"当黄汁出，差"一句，义足。

又方：嚼盐唾上讫，灸三壮。复嚼盐，唾之疮上。

又方：捣薤傅之。

又方：烧蜈蚣，末，以傅疮上。

又方：先以无节竹筒着疮上，镕蜡及蜜等分，灌筒中。无蜜，单蜡亦通。

又方：急且尿疮中，乃拔①向日闭气三步，以刀掘地，作小坎②。以热汤沃坎中，泥③作丸如梧子大，服之。并以少泥泥之疮上，佳。

又方：桂心、栝楼分等，为末。用小竹筒密④塞之以带行，卒为蝮蛇咬⑤，即傅之。此药疗诸蛇毒，塞不密，则气歇不中用。

一切蛇毒

急灸疮三五壮，则众毒不能行。

蛇毒

捣鬼针草，傅上，即定。

又方：荆叶，袋贮，薄疮肿上。

又方：以麝冈涂肿上，血出，乃瘥。

又方：以合口椒并叶，捣傅之，无不止。

又方：切叶刀，烧赤，烙之。

附方

《梅师方》治蛇虺螫人。

以独头蒜、酸草捣绞，傅所咬处。

《广利方》治蛇咬方：取黑豆叶，㓸，杵，傅之，日三易，良。

《广济方》治毒蛇啮方：

菰蒋草根灰，取以封之。其草似燕尾也。

---

① 拔：《外台秘要》卷四十《蝮蛇螫方》作"援刀"，义足。

② 坎：《外台秘要》卷四十《蝮蛇螫方》作"坑"，义近。

③ 泥：《外台秘要》卷四十《蝮蛇螫方》作"取泥"，义足。

④ 密：原作"蜜"，据《外台秘要》卷四十《蝮蛇螫方》改。下"密"字同。

⑤ 咬：原脱，据四库本补。《外台秘要》卷四十《蝮蛇螫方》作"所螫"二字，义足。

《兵部手集》主蛇、蝎、蜘蛛毒。

鸡卵，轻敲一小孔，合咬处，立瘥。

刘禹锡《传信方》治蛇咬蝎螫。

烧刀子头令赤，以白矾置刀上，看成汁，便热滴咬处，立瘥。此极神验，得力者数十人。贞元三十二①年，有两僧流向南到邓州，俱为蛇啮，令用此法救之。傅药了便发②，更无他苦。

治蛇疮败蛇骨刺人入口绕身诸方第五十七

《葛氏》凡蛇疮未愈，禁热食，食便发，疗之依初螫人法。

蛇螫人，九窍皆血出方

取虻虫 初食牛马血，腹满者 二七枚，烧，服之。

此上蛇疮败及洪肿法方。

蛇螫人，牙折入肉中，痛不可堪，方

取虾蟆肝以傅上，立出。

又方：先密取苲叶，当其上穿，勿令人见，以再覆疮口上，一时着叶当上穿，穿即折牙出也。

蛇骨刺人毒痛方

以铁精如大豆者，以管吹疮内。姚同。

又方：烧死鼠，捣，傅之疮上。

蛇螫人，疮已合而余毒在肉中淫淫③痛痒，方

取大小蒜各一升，合捣，热汤淋取汁，灌疮中。姚同。

---

① 三十二：贞元(785—805)是唐德宗李适的年号，共计 21 年，无三十二年。《证类本草·矾石》作"十三"，可参。

② 发：《证类本草·矾石》作"瘥"，较是。

③ 淫淫：游走性的痛痒感。

蛇卒绕人不解，方

以热汤淋，即解。亦可令就尿之。

蛇入人口中不出，方

艾灸蛇尾，即出。若无火，以刀周匝割蛇尾，截令皮断，乃将皮倒脱，即出。《小品》同之。

七八月中，诸蛇毒旺，不得泄，皆啮草木，即枯死，名为蛇蚳①。此物伤人甚于蛇螫，即依蛇之螫法疗之。

附方

《广利方》治蛇咬疮。

暖酒，淋洗疮上，日三易。

《圣惠方》治蛇入口，并入七孔中。

割母猪尾、头，沥血滴口中，即出。

治卒入山草禁辟众蛇药术方第五十八

辟众蛇方

同前姚氏仙人入山草法。

辟蛇之药虽多，唯以武都雄黄为上。带一块古②称五两于肘间，则诸蛇毒莫敢犯。他人中者，便磨以疗之。

又，带五蛄③黄丸，良。丸有蜈蚣，故方在于备急中。此下有禁法云：不受而行，则无验。

中蛇毒勿渡水，渡水则痛甚于初螫。亦当先存想作大蜈蚣在④

---

① 蛇蚳(chí 池)：指草木上的蛇毒。蚳，原指蚁卵，此指蛇的排泄物。

② 古：原作"右"，据《外台秘要》卷四十《辟蛇法》、《证类本草·蚺蛇胆》改；四库本作"石"，属上。

③ 蛄：后文《治中蛊方》作"蛊"，是。

④ 在：原脱，据四库本补。《普济方》卷三百七《蛇伤》同。

前，已随后渡。若乘船渡不作法，杀人。

入山并不得呼作蛇，皆唤为蛇^①，中之者，弥宜勿误。

辟蛇法

到处烧羖羊角，令有烟出，蛇^②则去矣。

附方

《广利方》治诸蛇毒螫人欲死兼辟^③蛇。

干姜、雄黄等分，同研，用小绢袋贮，系臂上，男左女右，蛇闻药气逆避人，螫毒傅之。

治卒蜈蚣蜘蛛所螫方第五十九

《葛氏方》

割鸡冠血涂之。

又方：以盐缄^④疮上，即愈。云蜈蚣去远者，即不复得。

又方：盐^⑤热，渍之。

又方：嚼大蒜若小蒜，或桑树白汁，涂之。亦以麻履底土，揩之，良。

蜈蚣甚啮人，其毒殊轻于蜂。当时小痛而易歇^⑥。

蜘蛛毒

生铁衣，醋研，取浓汁，涂之。

---

① 皆唤为蛇：此语与前句相悖，《诸病源候论》卷三十六《蛇螫候》作"皆言虫及云地索"，可从。

② 蛇：原作"地"，据四库本改。

③ 辟：同"避"。

④ 缄：封。

⑤ 盐：疑应为盐汤。《医心方》卷十八第册一引《小品》作"以盐汤渍之即愈"。

⑥ 蜈蚣……易歇：《外台秘要》卷四十《蜈蚣螫方》引作"疗蜈蚣螫人方：接蓝汁以渍之，即差。蜈蚣不甚啮人，甚(其毒)亦微，殊轻于蜂，当时小痛易歇。脱为所中，幸可依此疗之。"

又，乌麻油和胡粉，傅上，干复易，取瘥。

取羊桃叶，傅之，立愈。

附方 蚯蚓、蝼蛄、蚕咬、蠮螉尿及恶虫咬人附

《梅师方》治蜈蚣咬人，痛不止。

独头蒜，摩螫处，痛止。

又，《经验后方》烧鸡屎，酒和，傅之，佳。

又，取鸡屎和醋傅之。

《圣惠方》治蜈蚣咬方：

用蜗牛擦取汁，滴入咬处。

《兵部手集》治蜘蛛咬，遍身成疮。

取上好春酒饮醉，使人翻，不得一向①卧，恐酒毒腐人。须臾，虫于肉中，小如米，自出。

又，《谭氏小儿方》以葱一枝，去尖、头，作孔，将蚯蚓入葱叶中，紧捏两头，勿泄气，频摇动，即化为水，点咬处，瘥。

刘禹锡《传信方》治虫豸伤咬。

取大蓝汁一碗，入雄黄、麝香，二物随意看多少。细研，投蓝中，以点咬处。若是毒者，即并细服其汁，神异之极也。昔张员外②在剑南为张延赏判官，忽被斑蜘蛛咬项上，一宿，咬有二道赤色，细如箸，绕项上，从胸前下至心；经两宿，头面肿疼，如数升碗大，肚渐肿，几至不救。张相素重荐，因出家资五百千，并荐家财又数百千，募能疗者。忽一人应召云可治。张相初甚不信，欲验其方，遂令目前合药。其人云：不惜方，当疗人性命耳。遂取大蓝汁一瓷碗，取蜘蛛投之蓝汁，良久方出，得汁中甚困，不能动；又别捣蓝汁，加麝香末，更取蜘蛛投之，至汁而死，又更取蓝汁、麝香，复加雄黄，和之，更取一蜘蛛投汁中，随化为水。张相及诸人甚异之，遂令点于咬处，两日内悉平愈，但咬处作小疮，痂落如旧。

---

① 一向：一直同一姿势。

② 张员外：《证类本草》作"张荐员外"。"荐"为张员外之名。下文云"荐"即此义。

《经验方》治蜘蛛咬，遍身生丝。

羊乳一升，饮之。贞元十年，崔员外从质云：目击有人被蜘蛛咬，腹大如孕妇，其家弃之，乞食于道。有僧遇之，教饮羊乳，未几日而平。

又方：治蚯蚓咬。

浓作盐汤，浸身数遍，瘥。浙西军将张韶为此虫所咬，其形如大风①，眉须皆落。每夕蚯蚓鸣于体，有僧教以此方，愈。

又方：治蚯蚓虫咬，其形如大风，眉须皆落。

以石灰水浸身，亦良。

《圣惠方》主蛐蟮②咬人方：

以鸡屎，傅之。

又方：治蝼蛄咬人。

用石灰，醋和，涂之。

《广利方》治蚕咬人。

麝香，细研，蜜调涂之，瘥。

《千金方》治蠼螋尿疮。

楝树枝皮，烧灰，和猪膏，傅之。

又方：杵豉傅之。

又方：以酢和粉傅之。

又方：治蠼螋虫尿人影，着处便令人体病疮，其状如粟粒，累累一聚，疹③痛，身中忽有处燥痛如芒刺；亦如刺虫所螫后，细瘖瘟④作丛，如茱萸子状也。四畔赤，中央有白脓如黍粟。亦令人皮急，举身恶寒壮热，极者连起，竟腰胁胸也。

---

① 如大风：原作"大如风"，据四库本改。大风，麻风病。

② 蛐蟮：蚯蚓的别称。

③ 疹：原作"惨"，据《外台秘要》卷四十《蠼螋尿方》、《备急千金要方》卷二十五《蛇毒》改。

④ 瘖瘟：原作"疮瘟"，《备急千金要方》卷二十五《蛇毒》作"瘖瘟"，"瘟"同"瘟"，据改。"瘖瘟"类似"蓓蕾"，指体表的小疙瘩。

治之法：

初得，磨犀角涂之，止①。

《博物志》治蠼螋虫溺人影，亦随所着作疮。

以鸡肠草汁傅之，良。

《外台秘要》治蠼螋尿疮，绕身匝即死。

以燕巢中土，猪脂、苦酒和傅之。

又方：治蠼螋尿疮。

烧鹿角，末，以苦酒调涂之。

《钱相公方》疗蠼螋尿疮黄水出。

嚼梨叶傅之，干即易。

《胜金方》治蠼螋尿人成疮。初如糁粟，渐大如豆，更大如火烙浆疱②，疼痛至甚。宜速用草茶，并蜡茶俱可，以生油调傅上，其痛药至立止，妙。

《圣惠方》治恶虫咬人。

用紫草油涂之。

又方，以酥和盐傅之。

治卒虿③螫方第六十

以玉壶丸④及五蛄丸⑤涂其上，并得。其方在备急丸散方中。

又方：取屋溜⑥下土，水和傅之。

---

① 止：《备急千金要方》卷二十五《蛇毒》作"止其毒"，义足。

② 疱：原作"庖"，据四库本改。

③ 虿（chài）：蝎子一类的毒虫。

④ 玉壶丸：似指《备急千金要方》之"仙人玉壶丸"，该方可用于多种应急处理。

⑤ 五蛄丸：似指《备急千金要方》之"太上五蛊丸"，亦用于多种急证的应急处理。

⑥ 屋溜（liù 六）：屋檐滴水处。

治卒蜂所螫方第六十一

蜂螫人

取人尿洗之。

又方：榖树、桑树白汁涂之，并佳。

又方：刮齿垢涂之。又，破蜘蛛①又②煮蜂房涂之。烧牛角灰，苦酒和涂之③。又，断葫揩之。又，嚼青蒿傅之。

附方

《千金方》治蜂螫人。

用露蜂房，末，猪膏和傅之。《杨氏产乳》蜂房煎汤洗，亦得。

又，《外台秘要》挼薄荷贴之，瘥。

又，《圣惠方》以酥傅之，愈。

沈存中《笔谈》云：处士刘汤，隐居王屋山，尝于斋中见一大蜂窜为④蛛网丝⑤缚之，为蜂所螫坠地，俄顷，蛛鼓腹欲裂，徐徐行入草，啮芋梗，微破，以疮就啮处磨之。良久，腹渐消，轻躁如故。自后人有为蜂螫者，挼芋梗傅之则愈。

---

① 蛛：据上下句，此字下当有"涂之"。

② 又：四库本作"及"。

③ 烧牛角……涂之：《外台秘要》卷四十《蜂螫方》作"又烧灰末以膏和涂之"，所烧者仍为蜂房。但附注云："《千金》同本方，云烧羊角灰，苦酒和涂之。"检《备急千金要方》卷二十五第二，亦谓"烧蜂房末膏和涂之"。附注云："《肘后方》云先煮蜂房洗之，又烧涂之。"另一相关条作"烧牛屎灰苦酒和涂之"，未及牛角或羊角。

④ 窜(cuàn 篡)为：《证类本草·芋》作"罥(juàn)于"，是。罥，原指网，此指被蛛网缠缚。

⑤ 丝：《证类本草·芋》作"蛛"，"蛛缚之"三字成句，义胜。

治卒蝎所螫方第六十二

蝎螫人

温汤渍之。

又方：按马苋、大蒜，又嚼干姜涂之，佳。

姚方：以冷水渍螫处，即不痛。水微暖，便痛，即易水。又，以冷水①渍故布搨②之，数易。

《新效方》蜀葵花、石榴化、艾心分等。并五月五日午时取，阴干，合捣，和水涂之螫处，立定。二花未定，又鬼针草③按汁傅之，立瘥。

又，黄丹醋涂之。又，生乌头，末，唾傅之。嚼干姜涂之。又，麝罔封之，温酒渍之，即愈。

附方

《孙真人食忌》主蝎螫。

以矾石一两，醋半升煎之，投矾末于醋中，浸螫处。

又，《胜金方》乌头末少许，头醋调傅之。

又，钱相公《箧中方》取半夏，以水研涂之，立止。

又，《食医心镜》以醋磨附子傅之。

又，《经验方》以驴耳垢傅之，瘥。崔给事传。

《广利方》治蝎螫人，痛不止方：楮树白汁涂之，立瘥。

---

① 水：原脱，据《外台秘要》卷四十《蝎螫人》补。
② 搨：以绵布、面团、肉块之类扑贴或厚敷，用于取温或取凉。
③ 二花……针草：谓前述蜀葵花、石榴花（加艾心）之方若未能奏效，即加"鬼针草"。

治中蛊毒方第六十三

《葛氏方》疗蛊毒下血方

羧羊皮方三寸^{得败鼓亦好}，蘘荷根①、苦参、黄连、当归各二两。水七升，煮二升，分三服。一方加犀角、升麻各三两。无蘘荷根，用茜根四两代之，佳。

人有养蓄蛊以病人，其诊法：中蛊令人心腹切痛，如有物啮，或吐下血，不即疗之，食人五脏则死矣。欲知蛊与非蛊，当令病人唾水中，沉者是，浮者非。《小品》、姚并同。

欲知蛊毒主姓名方

取鼓皮少少②，烧末饮病人。病人须臾自当呼蛊主姓名，可语便去，则便愈。亦有③蛇涎④合作蛊毒，着饮食中，使人得瘕病。此一种积年乃死，疗之各自有药。又，蘘荷叶，密着病人卧席下，其病人即自呼蛊主姓名也。

疗中蛊毒吐血或下血，皆如烂肝。方

茜草根、蘘荷根各三两，㕮咀，以水四升，煮取二升，去滓。适寒温，顿服，即愈。又自当呼蛊主姓名。茜草即染绛草也。《小品》并姚方同也。

又方：巴豆一枚^{去心、皮，熬}，豉三粒，釜底墨方寸匕，合捣为三丸。一丸当下毒，不可⑤者，更服一丸，即下。

---

① 根：原作"叶"，据四库本改。《外台秘要》卷二十八《蛊吐血方》引《文仲》亦作"根"。下文有"无蘘荷根"语。

② 少少：《外台秘要》卷二十八《中蛊毒方》作"一片"。

③ 有：原作"见"，据道藏本、四库本改。《外台秘要》卷二十八《蛊吐血方》亦作"有"。

④ 涎：原作"蜒"，据《外台秘要》卷二十八《蛊吐血方》改

⑤ 可：《外台秘要》卷二十八《蛊吐血方》作"下"，义胜。

又方：盐一升，淳苦酒和，一服立吐，即愈。《小品》同。支①方：苦酒一升，煮令消，服，愈。

又方：取蚯蚓十四枚，以苦酒三升渍之，蚓死，但服其汁。已死者，皆可活。

又方：苦瓠一枚，水二升，煮取一升，服。立即吐，愈。《小品》同。支方：用苦酒一升，煮令消，服，神验。

又方：皂荚三梃炙，去皮、子，酒五升，渍一宿，去滓，分三服。《小品》同。

疗饮中蛊毒，令人腹内坚痛，面目青黄，淋露骨立，病变无常。方

取铁精，捣之，细筛，又别捣乌鸡肝以和之，丸如梧子大，服三丸。甚者不过十日，微者即愈。别有铁精方。

又方：猪肝一具，蜜一升，共煎之令熟，分为二十服。秘方。《小品》同。支方：分作丸，亦得。

又方：取枣②木心，剉，得一斛，着釜中淹之，令上有三寸水，煮取二斗，澄取清，微火煎，得五升，宿勿食，旦服五合，则吐蛊毒出。《小品》、姚同之。

又方：雄黄、丹砂、藜芦各一两。捣，末，旦以井华水，服一刀圭，当下吐蛊虫出。

又方：隐荵草汁，饮一二升。此草桔梗苗，人皆食之。

治蛊已食下部，肛③尽肠穿者

取长股虾蟆青背④一枚，鸡骨支方一分，烧为灰，合，内下部令深入。《小品》同。支方屡用大验。姚方亦同。

又方：以猪胆沥内下部中，以绵深导，内塞之。

---

① 支：晋代医僧支法存。其先辈为胡人，后移居广州。所著有《申苏方》五卷，已佚。

② 枣：《外台秘要》卷二十八《蛊吐血方》作"桑"。

③ 肛：原作"肚"。据《证类本草·虾蟆》、《医心方》卷十八《辟蛊毒方》改。

④ 青背：《证类本草·虾蟆》作"青背者"，当据补"者"字。

又方：五蛊黄丸，最为疗蛊之要，其方在备急条中。

复有自然飞蛊，状如鬼气者，难疗①。

此诸种得真犀、麝香、雄黄，为良药，人带此于身，亦预防之。

《姚氏》疗中蛊下血如鸡肝，出石余，四脏悉坏，唯心未毁，或鼻破待死。方

末桔梗，酒服一匕，日一二。葛氏方也。

支太医，有十数传用。方

取马兜零根，捣，末，水服方寸匕，随吐则出，极神验。此物苗似葛蔓，缘柴生，子似橘子。

凡畏已中蛊，欲服甘草汁，宜生煮服之，当吐疾出。若平生预服防蛊毒者，宜熟炙煮服，即内消，不令吐，神验。

又方：甘草，炙，每含咽汁。若因食中蛊反毒，即自吐出，极良。常含咽之，永不虑药及蛊毒也。

又，有解百毒散，在后药毒条中。亦疗方

桑白汁一合，服之，须臾吐利，蛊出。

席辩刺史②传效二方，云并试用神验

斑猫虫四枚去足翅，炙、桃皮五月初五采取，去黑皮，阴干、大戟。凡三物，并捣，别筛，取斑猫一分，桃皮、大戟各二分，合和枣核大，以米清饮服之讫，吐出蛊。一服不瘥，十日更一服，瘥。

此蛊洪州最多，老媪解疗，一人得缣③二十匹。秘方不可传。其子孙犯法，黄花公若于则④为都督，因以得之流传，老媪不复得缣。席云：已瘥十余人也。

又方：羖羊皮方寸匕，蘘荷根四两，苦参、黄连各二两，当归、

---

① 疗：原脱，据《外台秘要》卷二十八《蛊吐血方》补。

② 席辩刺史：唐人。原为王世充部下，后归唐，曾任延州刺史和沧州刺史。

③ 缣(jiān 尖)：双丝织成的细绢。

④ 若于则：当作"若干则"。若干，古鲜卑族复姓。若干则，唐代官员，曾任洪州总管。

犀角、升麻各三两。七物，以水九升，煮取三升，分三服，蛊即出。
席云：曾与一人服，应时吐蜂儿数升，即瘥。此是姚大夫方。

附方

《千金翼方》疗蛊毒。

以槲木北阴白皮一大握，长五寸，以水三升，煮取一升。空腹分服，即吐蛊出也。

又，治蛊毒下血。

猬皮，烧末，水服方寸匕，当吐蛊毒。

《外台秘要》救急治蛊。

以白鸽毛、粪烧灰，饮和服之。

《杨氏产乳》疗中蛊毒。

生玳瑁，以水磨如浓饮，服一盏，自解。

《圣惠方》治小儿中蛊，下血欲死。

捣青蓝汁，频频服半合。

治卒中溪毒方第六十四

姚氏，中水毒秘方

取水萍曝干，以酒服方寸匕，瘥止。

又云：中水病，手足指冷，即是。若暖，非也。其冷或一寸，极或竟指。未过肘膝一寸浅①，至于肘膝为剧。

《葛氏》水毒中人，一名中溪，一名中洒（东人呼为苏骇切），一名水病，似射工而无物。其诊法：

---

① 浅：据下句，似当作"为浅"。

初得之恶寒，头微痛，目眶①疼，心中烦懊，四肢振㑊②，骨③节皆强，筋急④，但欲睡，且醒暮剧。手逆冷⑤，三⑥日则复⑦生虫，食下疮⑧，不痛不痒，不令⑨人觉，视之乃知。不即疗，过六七日，下部脓溃，虫⑩食五脏，热极烦毒，注下不禁。八九日⑪，良医不能疗。觉得⑫，急当深视下部。若有疮，正赤如截肉者，为阳毒，最急。若疮如蠹鱼齿者，为阴毒，犹小缓。要皆杀人，不过二十日。欲知是中水毒，当作数斗⑬汤，以小蒜五升⑭，哎咀，投汤中，莫令大热，热即无力，掠去滓，适寒温以浴。若身体发赤斑文者，又无异证⑮，当以他病疗之也。

---

① 眶：原作"注"，据《外台秘要》卷四十《溪毒方》改。《医心方》卷十八《治水毒方》作"匡"，"匡"亦同"眶"。

② 㑊：原作"渐"，据《外台秘要》卷四十《溪毒方》、《医心方》卷十八《治水毒方》改。

③ 骨：《外台秘要》卷四十《溪毒方》、《医心方》卷十八《治水毒方》此上并有"腰背"二字。

④ 急：《外台秘要》卷四十《溪毒方》、《医心方》此下并有"两膝痛，或翕翕而热"（《医心方》无"而"字）。

⑤ 手逆冷：《外台秘要》卷四十《溪毒方》、《医心方》卷十八《治水毒方》并作"手足逆冷至肘膝"（《医心方》"足"下多"指"字）。

⑥ 三：《外台秘要》卷四十《溪毒方》、《医心方》卷十八《治水毒方》并作"二三"。

⑦ 复：《外台秘要》卷四十《溪毒方》作"腹"，《医心方》卷十八《治水毒方》作"腹中"。

⑧ 食下疮：《外台秘要》卷四十《溪毒方》作"食人下部，肛中有疮"。《医心方》卷十八《治水毒方》作"食下部，肛中有创"。

⑨ 令：原作"冷"。本句《外台秘要》卷四十《溪毒方》作"不令人觉"，《医心方》卷十八《治水毒方》作"令人不觉"，据改。

⑩ 虫：《外台秘要》卷四十《溪毒方》作"上"。《医心方》卷十八《治水毒方》作"虫上"。

⑪ 八九日：《外台秘要》卷四十《溪毒方》同。《医心方》卷十八《治水毒方》作"八九日死"。

⑫ 觉得：《外台秘要》卷四十《溪毒方》、《医心方》卷十八《治水毒方》并作"觉得之"，义足。

⑬ 斗：原作"升"，据《外台秘要》卷四十《溪毒方》、《医心方》卷十八《治水毒方》改。

⑭ 升：原作"寸"，据《外台秘要》卷四十《溪毒方》、《医心方》卷十八《治水毒方》改。

⑮ 若身……异证：《外台秘要》卷四十《溪毒方》作"若身体发赤斑文者是也，其无者非也。"义足，可从。

病中水毒方

取梅若桃叶，捣，绞汁三升许，以少水解为①饮之。姚云：小儿不能饮，以汁傅乳头与之。

又方：常思草，捣绞，饮汁一二升，并以绵染寸中②，以导下部，日三过，即瘥。

又方：捣蓝青汁，以少水和涂之，头面身体令匝。

又方：取梨叶③一把，熟捣，以酒一杯和绞，服之，不过三。

又方：取蛇莓草根，捣作末，服之。并以导下部，亦可饮汁一二升。夏月常行，欲入水浴，先以少末投水中流，更无所畏。又辟射工，家中虽以器贮水浴，亦宜少末投水中，大佳。

今东闲诸山县，无不病溪毒。春月皆得，亦如伤寒，呼为溪温，未必是射工辈。亦尽患疮痢，但寒热烦疼不解，便致死耳。方家用药与伤寒温疾相似，令施其单法。

五加根，烧末，酒若浆水饮之。荆叶汁，佳。千金不传，秘之。

又方：密取蓼，捣汁，饮一二合④，又以涂身令周匝。

取牛膝茎⑤一把，水酒共一杯⑥，渍。绞取汁饮之，日三。雄牛膝，茎紫色者是也。

若下部生疮，已决洞者

秫米一升，盐五升，水一石，煮作糜，坐中，即瘥。

又方：桃皮、叶，熟捣，水渍令浓，去滓，着盆中坐渍之，有虫出。

又方：皂荚，烧，末，绵裹导之，亦佳。

---

① 为：《外台秘要》卷四十《溪毒方》此下有"二服或干以水绞取汁极佳"，义足。

② 寸中：《外台秘要》卷四十《溪毒方》作"裹"。《医心方》卷十八《治水毒方》作"汁"一字。

③ 梨叶：《外台秘要》卷四十《溪毒方》、《医心方》卷十八《治水毒方》并作"蓼"。

④ 合：《外台秘要》卷四十《溪毒方》作"升"。

⑤ 牛膝茎：《外台秘要》卷四十《溪毒方》作"雄牛膝根"，有"雄"字，与下文合。

⑥ 杯：《外台秘要》卷四十《溪毒方》作"升"。

又，服牡丹方寸匕，日三服。

【点评】中溪之名首见于此。详文中对症状的描述，当是血吸虫病之类。

治卒中射工水弩毒方第六十五

江南有射工毒虫，一名短狐，一名蜮，常在山间水中，人行及水浴，此虫口中横骨①角弩，唧以②射人形影则病，其诊法：

初得或如伤寒，或似中恶，或口不能语③，或恶寒壮④热，四肢拘急，旦可暮剧。困者三日，齿间血出，不疗即死。其中人有四种，初觉则遍身体视之。其一种正黑如墨子⑤，而绕四边□□□⑥犯之如刺状。其一种作疮，疮久即穿陷。一种突起如石□□□⑦。其一种如火灼人肉，熛⑧起作疮。此种最急，并皆杀人。居□□□⑨地，天大

---

① 横骨：《外台秘要》卷四十《射工毒方》作"有横骨状如"五字，义足。

② 唧以：《外台秘要》卷四十《射工毒方》作"即以气"三字，义足。

③ 壮：原脱，据《外台秘要》卷四十《射工毒方》补。

④ 热：《外台秘要》卷四十《射工毒方》作"壮热"，义长。

⑤ 正黑如墨子：《外台秘要》卷四十《射工毒方》作"正如黑子"。《诸病源候论》卷二十五《射工候》作"正黑如黡子状"。

⑥ 绕四边□□□：《外台秘要》卷四十《射工毒方》作"皮绕四边突赤以衣被"九字。《备急千金要方》卷二十五《蛇毒》作"皮周边悉赤或衣"七字。原脱三字人民卫生出版社校勘记补为"者人或"。

⑦ 石□□□：《外台秘要》卷四十《射工毒方》作"石痛状"三字。原脱三字人民卫生出版社校勘记补"之有棱"。

⑧ 熛（biāo 标）：迅猛而起。《外台秘要》卷四十《射工毒方》无此字。

⑨ □□□：《外台秘要》卷四十《射工毒方》作"此毒之"。《普济方》卷三百八《诸虫兽伤门》作"溪旁隰"。

雨，或逐人行潦①流入人家而射人。又当养鹅鸭②，□□□食，人③行
将纯白鹅以辟之。白鸭亦善。带好生犀角，佳也。

若见身中有此四种疮处，便急疗之

急周绕遍，去此疮边一寸，辄灸一处百壮，疮④亦百壮，则愈⑤。

又方：赤苋茎、叶，捣，绞取汁，饮之，以淬傅之。姚云：服七
合，日四五服。

又方：葫蒜，令傅以搨疮上，灸蒜上千壮，瘥。

又方：白鸡矢白者二枚，以小饧和调，以涂疮上。

又方：鼠妇虫、豉各七合，巴豆三枚去心。合猪脂，但以此药
涂之。

又方：取水上浮走豉母虫一枚，置口中，便瘥。云：此虫正黑如
大豆，浮水上相游者。

又方：取皂荚一梃，尺二者，槌碎，苦酒一升，煎如饴，去淬，
傅之痛处，瘥。

又方：马齿苋，捣，饮汁一升，淬傅疮上，日四五遍，则良验。

又方：升麻、乌翣⑥各二两，水三升，煮取一升，尽服之。淬傅
疮上，不瘥，更作。姚同，更加犀角二两。

**云：此虫含沙射人影便病，欲渡水，先以石投之。口边角弩发
矢，言口息两角能屈伸，冬月则蛰⑦。有一长角横在口前，弩檐⑧临**

---

① 行潦：下雨时路上的积水或流水。

② 鹅鸭：《外台秘要》卷四十《射工毒方》作"鹅"。

③ □□□食，人：《外台秘要》卷四十《射工毒方》作"鹅见即食之"。原脱三字人民卫
生出版社校勘记补"亦可以"。

④ 疮：《外台秘要》卷四十《射工毒方》作"疮上"，义足。

⑤ 则愈：愈，原脱，据四库本补。《外台秘要》卷四十《射工毒方》作"大良"，可参。

⑥ 乌翣(shà 霎)：射干的别称。

⑦ 冬月则蛰：此四字原单独成行，其前后句或原非连续。《外台秘要》卷四十《射工毒
方》相似语作："冬月并在土中蛰，其上雪不凝，气蒸休休。然人有识处掘而取带之，溪边行
亦往往得此。若中毒，仍为屑与服。夏月在水中则不可见。"

⑧ 檐：四库本作"擔(担)"。

其角端，曲如上弩，以气为矢，用水势以射人。人中之，便不能语，余状如葛氏所说。

治卒中沙虱毒方第六十六

山水间多有沙虱，甚细，略不可见，人入水浴，及以水澡浴，此虫在水中着人身，及阴天雨①行草中亦着人，便钻入皮里。其诊法：

初得之，皮上正赤，如小豆、黍米、粟粒，以手摩赤上，痛如刺。三日之后，令百节强②，疼痛寒热，赤上发疮。此虫渐入至骨，则杀人。自有山涧浴毕，当以布拭身数遍，以故帛拭之一度，乃傅粉之也。

又，疗沙虱毒方

以大蒜十片，着热灰中，温之令热。断蒜，及热拄疮上，尽十片，复以艾灸疮上，七壮则良。

又方：斑猫二枚，熬一枚，末，服之；烧一枚，令绝烟，末，以傅疮上，即瘥。又，以射罔傅之，佳。

又方：生麝香、大蒜，合捣，以羊脂和，着小筒子中，带之行。今东间水无不有此。浴竟巾③拭，爗爗④如芒毛针刺，熟看，见则以竹叶抄挑去之。

比见岭南人，初有此者，即以茅叶茗茗⑤刮去，及小伤皮则为佳，仍数涂苦苣菜汁，佳。

---

① 阴天雨：《诸病源候论》卷二十五《沙虱候》、《外台秘要》卷四十《沙虱毒方》并作"阴雨日"，较是。

② 强（jiàng 匠）：不柔和，僵硬。

③ 巾：原作"中"。《诸病源候论》卷二十五《沙虱候》、《外台秘要》卷四十《沙虱毒方》并作"巾"，据改。

④ 爗（yè）爗："淫淫"的音转，游走性痛痒貌。

⑤ 茗茗：《外台秘要》卷四十《沙虱毒方》无此二字。

已深者，针挑取虫子，正如疥虫，着爪①上映光方见行动也。若挑得②，便就上灸三四壮，则虫死病除。

若觉犹惛惛，见③是其已太深，便应依土俗作方术拂出，乃用诸汤药以浴，皆一二升出④，都尽乃止。亦依此方并杂□□⑤溪毒及射工法急救，七日中宜瘥。不尔，则仍有飞虫□□□⑥，唼人心脏，便死，慎不可轻。

【点评】本篇是世界上对沙虱毒（恙虫病）的最早记载。葛洪详述了此病的病原体、发病地域环境、感染途径及症状，其治法以驱虫为主，预防措施（浴后多次擦身、敷粉）亦切实有效。另，文中还首次记载了疥虫（疥螨），并谓沙虱"正如疥虫"，似可证古人对疥虫的认识更为普及。

治卒服药过剂烦闷方第六十七

服药过剂烦闷，及中毒多烦闷欲死。方

刮东壁土少少，以水一二升和饮之，良。

又方：于屋溜下作坎，方二尺，深三尺，以水七升，灌坎中，以物扬之，令沫出，取一升饮之。未解更作。

又方：捣蓝⑦，取汁服数升。无蓝，只洗青绢取汁饮，亦得。

---

① 爪：指甲。

② 挑得：《外台秘要》卷四十《沙虱毒方》作"挑不得"，义长。

③ 见：《外台秘要》卷四十《沙虱毒方》无"见"字，义长。

④ 皆一二升出：《外台秘要》卷四十《沙虱毒方》作"皆得一二升沙出，沙出"。

⑤ □□：人民卫生出版社校勘记补"治中"二字。《外台秘要》卷四十《沙虱毒方》作"用前中"三字。

⑥ 则仍有飞虫□□□：《外台秘要》卷四十《沙虱毒方》作"则仍变为溪毒"，无以下文字。所脱三字人民卫生出版社校勘记补"在身中"三字；《普济方》卷四二三作"来入攻"三字。

⑦ 蓝：指蓝草。蓼科一年生草本植物。古人亦用以做染料，故下文可"洗青绢取汁"。

服药失度①，心中苦烦。方

饮生葛根汁，大良。无生者，干葛为末，水服五合，亦可煮服之。

又方：吞鸡子黄数枚，即愈。不瘥，更作。

服石药过剂者

白鸭屎，末，和水调服之，瘥。

又方：大黄三两，芒硝二两，生地黄汁五升。煮取三升，分三服，得下便愈。

若卒服药，吐不止者

饮新汲水一升，即止。

若药中有巴豆，下痢不止，方

末干姜、黄连，服方寸匕，瘥。

又方：煮豆汁一升，服之，瘥。

附方

《外台秘要》治服药过剂，及中毒烦闷欲死。

烧犀角，末，水服方寸匕。

治卒中诸药毒救解方第六十八

治食野葛已死方

以物开口，取鸡子三枚，和以吞②之，须臾吐野葛出。

【点评】这是世界上最早的洗胃排毒术记载。

又方：温猪脂一升，饮之。

---

① 失度：超过限定药量。与上下文"过剂"义同。

② 吞：《外台秘要》卷三十一《解诸药草中毒方》作"灌"，义长。

又方：取生鸭就口断鸭头，以血沥口中，入咽则活。若口不可开者，取大竹筒洞节①，以头注②其胁，取冷水竹③筒中。数易水，须臾口开，则可得下药。若人多者，两胁及脐中各与筒，其佳。

又方：多饮甘草汁，佳。

姚方：中诸毒药，及野葛已死方

新小便，和人屎，绞取汁一升，顿服，入腹即活。解诸毒，无过此汁。

中鸩毒已死者

粉三合，水三升和饮之。口噤，以竹管强开灌之。

中射罔毒

蓝汁、大豆、猪犬血，并解之。

中狼毒毒

以蓝汁解之。

中狼葵毒

以葵根汁解之。

中藜芦毒

以雄黄、葱汁，并可解之。

中踯躅毒

以栀子汁解之。

中巴豆毒

黄连、小豆、藿汁、大豆汁，并可解之。

中雄黄毒

以防己汁解之。

中蜀椒毒、中蜈蚣毒

二毒，桑汁煮桑根汁，并解之。

---

① 洞节：谓贯通竹节，使之成通筒。
② 注：同"拄"，此谓撑抵（于胁）。
③ 竹：《外台秘要》卷三十一《解诸药草中毒方》作"注"，义长。

中矾石①毒

以大豆汁解之。

中莞花毒

以防风、甘草、桂，并解之。

中半夏毒

以生姜汁、干姜，并解之。

中附子、乌头毒

大豆汁、远志汁，并可解之。

中杏仁毒

以蓝子汁解之。

食金已死者

取鸡屎半升，水淋得一升，饮之，日三服。

又方：吞水银二两，即裹金出，少者一两亦足。

姚云：一服一两，三度服之。扶坐与之，令入腹，即活。

又方：鸭血及鸡子，亦解之。

今取一种，而兼解众毒

取甘草，咬咀，浓煮，多饮其汁，并多食葱中涕，并佳。

又方：煮大豆，令涌②，多饮其汁。无大豆，豉亦佳。

又方：蓝青蓝子，亦通解诸毒，常预畜之。

又方：煮荠苨，令浓，饮一二升，秘方。卒无可③煮，嚼食之，亦可作散服之。此药在诸药中，诸药则皆验。

又方④：凡煮此药汁解毒者，不可热饮之，诸毒得热更甚，宜使小冷，为良。

---

① 矾石：敦煌本《本草经集注》、《证类本草》卷二、《备急千金要方》卷二十四《解百药毒》并作"礜石"；《外台秘要》卷三十一《解金铁等毒方》作"誉石"，同"礜石"。

② 涌：《医方心》卷一第五引作"浓"，可从。

③ 无可：《外台秘要》卷三十一《解诸药草中毒方》作"不及"，较长。

④ 又方：二字疑衍。

席①辩刺史云：岭南俚人毒，皆因食得之。多不即觉，渐不能食，或更心中渐胀，并背急闷，先寒似瘴。微觉，即急取一片白银含之，一宿银变色，即是药也。银青是蓝药，银黄赤是菌②药。久久者，入眼，眼或青，或黄赤，青是蓝药，黄赤是菌药。俚人有解疗者，畏人得知，在外预合③，言三百头④牛药，或云三百两银药。余久任⑤，以⑥首领亲狎，知其药，常用。俚人不识本草，乃妄言之，其方并如后也。

初得俚人毒药，且令定。方

生姜四两，甘草三两炙，切。以水六升，煮取二升。且服三服，服讫，然后觅药疗之。

疗方

常山四两切，白盐四钱，以水一斗，渍一宿，以月尽日渍。月一日五更，以土釜煮，勿令奴婢、鸡犬见，煮取二升，且分再服，服了，少时即吐，以铜器贮取。若青色，以杖举，五尺不断者，即药未尽，二日后更一剂。席辩曾饮酒得药，月余始觉，首领梁坟将土常山与为⑦，呼为一百头牛药，服之即瘥。瘥后二十日，慎毒食，唯有煮饭食之。前后得瘥凡九人。

又方：黄藤十两，岭南皆有，切，以水一斗，煮取二升，分三服，服讫，毒药内消。若防己⑧，俚人药⑨常服此藤，纵得，自然不发。席云：常服之，利小便，亦疗数人。

又方：都淋藤十两，岭南皆有，土人悉知，俚人呼为三百两银。

---

① 席：原作"带"，据四库本改。

② 菌（hùn 诨）：毒草名。《外台秘要》卷三十一《解饮食相害成病百件》引作"菌"。

③ 合：原脱，据《外台秘要》卷三十一《解饮食相害成病百件》补。

④ 头：原脱，据《外台秘要》卷三十一《解饮食相害成病百件》补。

⑤ 久任：《外台秘要》卷三十一《解饮食相害成病百件》作"住久"。

⑥ 以：《外台秘要》卷三十一《解饮食相害成病百件》作"与"。

⑦ 为：四库本作"治"，义长。

⑧ 若防己：谓黄藤形的防己。

⑨ 药：此字似衍。《本草纲目》卷十八《黄藤》无"药"字。

其叶①细长，有②三尺微藤，生切，以水一斗，和酒二升，煮取三升③，分三服，服讫，毒药并逐小便出，十日慎毒食。不瘥，更服之，即愈。

又方：干蓝实四两，白花藤四两_{出巂州者上，不得取野葛同生者}。切，以水七升，酒一升，煮取半，空腹顿服之，少闷勿怪。单干蓝捣末，顿服之，亦瘥。

又，疗腹内诸毒。

都淋藤二两_{长三寸}，并④细剉，酒三升，合安罂中，密封。以糠火烧⑤四边，烧令三沸，待冷出，温服。常令有酒色，亦无所忌，大效。

若不获已，食⑥俚人食者

先取甘草一寸，炙之后，熟嚼吞之。若食着毒药即吐，便是得药。依前法疗之。席辩云：常囊贮甘草十片以自防。

附方

《胜金方》治一切毒。

以胆子矾，为末，用糯米糊丸，如鸡头实大，以朱砂衣。常以朱砂养之，冷水化一丸服，立瘥。

《经验方》解药毒上攻，如圣散。

露蜂房、甘草等分，用麸炒令黄色，去麸，为末，水二碗，煎至八分一碗，令温。临卧顿服，明日取下恶物。

《外台秘要》治诸药石后，或热噤多向冷地卧，又不得食诸热面酒等。方：

---

① 其叶：《外台秘要》卷三十一《解饮食相害成病百件》作"药甚"。

② 有：《外台秘要》卷三十一《解饮食相害成病百件》此下有"高"字。

③ 以水一斗，和酒二升，煮取三升：《外台秘要》卷三十一《解饮食相害成病百件》作"以水一升，和酒二升，煮取二升"。

④ 并：《外台秘要》卷三十一《解饮食相害成病百件》此上有"黄藤（二虎口）"，与此"并"字义合。

⑤ 烧：疑当作"绕"。《外台秘要》卷三十一《解饮食相害成病百件》引作"围"。

⑥ 食：《外台秘要》卷三十一《解饮食相害成病百件》作"欲食"，义足。

五加皮二两，以水四升，煮取二升半，候石发之时便服。未定，更服。

《孙思邈论》云：有人中乌头、巴[1]豆毒。

甘草入腹即定。方称大豆解百药毒，尝试之，不效，乃加甘草，为甘豆汤，其效更速。

《梅师方》蜀椒闭口者有毒，误食之，便气欲绝，或下白沫，身体冷。急煎桂汁服之，多饮冷水一二升。忽食饮吐浆，煎浓豉汁服之。

《圣惠方》治硫黄忽发气闷。

用羊血，服一合，效。

又方：治射罔在诸肉中有毒，及漏脯毒。

用贝子末，水调半钱服，效。或食面臛毒，亦同用。

《初虞世方》治药毒秘效。

巴豆_{去皮，不出油}、马牙硝等分，合研成膏，冷水化一弹子许服，瘥。

治食中诸毒方第六十九

蜀椒闭口者有毒，戟人咽，气[2]便欲绝，又令人吐白沫

多饮桂汁若冷水一二升，及多食大蒜，即便愈。慎不可饮热，杀人。

比见在[3]中椒毒，含蒜及荠苨，瘥。

钩吻叶与芥相似，误食之，杀人。方

荠苨八两，水六升，煮取三升，服五合，日五服。又云：此非

---

① 巴：原作"芭"，据《备急千金要方》卷二十四《解百药毒》改。

② 气：《外台秘要》卷三十一《食椒菜瓠中毒方》作"使不得出气"。

③ 在：疑当作"有"。

钩吻。

食诸菜中毒，发狂烦闷，吐下欲死。方

取鸡屎①烧末，服方寸匕。不解，更服。又，煮葛根，饮汁。

莨菪毒

煮甘草汁，捣蓝汁饮，并良。

苦瓠毒

煮黍穰令浓，饮汁数升，佳。

食马肝中毒

取牡鼠屎二七枚两头尖者是，水和饮之。未解者，更作。

食六畜鸟兽肝②

幞③头垢一钱匕。《小品》云：起死人。

又，饮豉汁数升，良。

凡物肝脏自不可轻啖，自死者，弥勿食之。

生食肝中毒

捣附子末，服一刀圭，日三服。

肉有箭毒

以蓝汁、大豆，解射罔毒。

食郁肉谓在密④器中经宿者**及漏脯**茅屋汁沾脯为漏脯，**此前并有毒**

烧人屎，末，酒服方寸匕。

又方：捣薤汁，服二三升，各连取，以少水和之。

食黍米中藏脯中毒，方

此是郁脯，煮大豆一沸，饮汁数升，即解。兼解诸肉，漏毒。

食自死六畜诸肉中毒，方

黄檗，末，服方寸匕。未解者，数服。

---

① 屎：《外台秘要》卷三十一《食椒菜瓠中毒方》作"毛"。

② 肝：原脱，据《外台秘要》卷三十一《解饮食相害成病百件》补。

③ 幞：古代男子所用的头巾。

④ 密：原作"蜜"，据四库本改。

六畜自死，皆是遭疫。有毒，食之洞下，亦致坚积，并宜以痢丸下之。

食鱼中毒

浓煮橘皮，饮汁。《小品》云：冬瓜汁最验。

食猪肉过冷不消，必成虫瘕，下之。方

大黄、朴硝各一两^{芒硝亦佳}，煮取一升，尽服之。若不消，并皮研杏子汤三升，和，三服。吐出，神验。

食牛肉①中毒

煮甘草，饮汁一二升。

食马肉，洞下欲死者

豉二百粒，杏子二十枚，㕮咀，蒸之五升饭下，熟，合捣之，再朝服②，令尽。

此牛马，皆谓病死者耳。

食鲈鱼肝，及鲩鲗鱼中毒

刬芦根，煮汁，饮一二升，良。

解毒，浓煮香苏，饮汁一升。

饮食不知是何毒

依前，甘草、荠苨通疗此毒，皆可以救之。

食菹③菜误④吞水蛭，蛭啖脏血，肠痛，渐黄瘦者

饮牛羊热血一二升许，经一宿，便暖猪脂一升，饮之，便下蛭。

食菌遇毒死方

绞人屎汁，饮一升，即活。

服诸吐痢⑤丸，亦佳。

---

① 牛肉：《证类本草·甘草》引《百一》作"牛羊肉"。

② 再朝服："朝"字疑衍。《金匮要略》卷二十四《禽兽鱼虫禁忌并治》此处作"杵之服，日再服。"

③ 菹（zū 租）：酸菜，腌菜。

④ 误：原作"蜈"，据四库本、道藏本改。

⑤ 痢：同"利"。下利。

又，掘地作土浆，服二三升，则良。

误食野芋，欲死

疗同菌法。

凡种芋三年不取，亦成野芋，即杀人也。

附方

《梅师方》治饮食中毒，鱼肉菜等。

苦参三两，以苦酒一升，煎三五沸，去滓服之，吐出，即愈。

或取煮犀角汁一升，亦佳。

又方：治食狗肉不消，心下坚，或腹胀，口干，发热，妄语，煮芦根饮之。

又方：杏仁一升去皮，水三升，煎沸，去滓取汁，为三服，下肉为度。

《金匮方》治食蟹中毒。

紫苏煮汁，饮之三升。以子汁饮之，亦治。凡蟹未经霜，多毒。

又，《圣惠方》以生藕汁，或煮干蒜汁，或冬瓜汁，并佳。

又方：治雉肉作臛食之，吐下。

用生犀角，末，方寸匕，新汲水调下，即瘥。

唐崔魏公云铉①夜暴亡，有梁新闻之，乃诊之曰：食毒。仆曰：常好食竹鸡。竹鸡②多食半夏苗，必是半夏毒。命生姜擂汁，折齿而灌之，活。

《金匮方》：春秋二时，龙带精入芹菜中，人遇③食之为病。发时手青肚满，痛不可忍，作蛟龙病。服硬糖三二升，日二度，吐出如蜥蜴三二个，便瘥。

---

① 云铉：《证类本草·生姜》无"云"字，是。"铉"是崔魏公之名。又本条所载之事本于宋代孙光宪《北梦琐言》，据该书所载，食竹鸡中毒者乃崔魏公江陵别宫船居之富商，本书引用者增"云"字或指崔氏所传，但当易作"铉云"，且其下仍有脱误。

② 竹鸡：原不重文。四库本、道藏本重"竹鸡"二字，义长，据补。

③ 遇：《金匮要略》卷二十四《果实菜谷禁忌并治》作"偶"，义长。

《明皇杂录》云：有黄门奉使交广回，周顾谓曰：此人腹中有蛟龙。上惊，问黄门曰：卿有疾否？曰：臣驰马大庾岭，时当大热，困且渴，遂饮水。觉腹中坚痞如杯。周遂以硝石及雄黄煮服之，立吐一物，长数寸，大如指，视之鳞甲具，投之水中，俄顷长数尺。复以苦酒沃之，如故，以器覆之，明日已生一龙矣。上甚讶之。

治防避饮食诸毒方第七十

杂鸟兽他物诸忌法

白羊①，不可杂雄鸡。

羊肝，不可合乌梅及椒食。

猪肉，不可杂羊肝。

牛肠，不可合犬肉。

雄鸡肉，不可合生葱菜②。

鸡鸭肉③，不可合蒜及李子、鳖肉等。

生肝投地，尘芥不着者，不可食④。

暴脯，不肯燥，及火炙不动，并见水而动，并勿食。

鸟兽自死，口不开者，不可食。

水中鱼物诸忌

鱼头，有正白连诸⑤脊上，不可食。

鱼，无肠胆及头无鮹⑥，勿食。

---

① 白羊：《外台秘要》卷三十一《解饮食相害成病百件》作"白羊肉"，义胜。

② 菜：《外台秘要》卷三十一《解饮食相害成病百件》作"芥菜"，较长。

③ 鸡鸭肉：《外台秘要》卷三十一《解饮食相害成病百件》作"鸡鸭子"。

④ 生肝……可食：《外台秘要》卷三十一《解饮食相害成病百件》作"雀肉，不可杂牛肝，落地尘不着不可食"。

⑤ 诸：《外台秘要》卷三十一《解饮食相害成病百件》作"珠至"二字。

⑥ 鮹(shěn 审)：鱼脑骨。《外台秘要》卷三十一《解饮食相害成病百件》作"鳃"。

鱼，不合乌鸡肉食。

生鱼目赤，不可作脍。

鱼①，勿合小豆藿。

青鱼鲊，不可合生胡荽。

鳖目凹者，不可食。

鳖肉，不可合鸡鸭子及赤苋菜食之。

妊娠者，不可食鲙鱼②。

杂果菜诸忌

李子，不可合鸡子及临水食之。

五月五日，不可食生菜。

病人，不可食生胡芥菜③。

妊娠，勿食桑椹，并鸭子、巴豆、藿羹、半夏、菖蒲、羊肉、细辛。

桔梗忌菜，甘草忌菘菜，牡丹忌胡荽，常山忌葱，黄连、桔梗忌猪肉，茯苓忌大醋，天门冬忌鲤鱼④。

附方

《食医心镜》黄帝云：食甜瓜竟食盐，成霍乱。

《孙真人食忌》苍耳合猪肉食，害人。

又云：九月勿食被霜瓜。食之，令人成反胃病。

---

① 鱼：《外台秘要》卷三十一《解饮食相害成病百件》作"青鱼"。

② 鲙鱼：《外台秘要》卷三十一《解饮食相害成病百件》作"鳖及鱼鲙"，义胜。

③ 生胡芥菜：《外台秘要》卷三十一《解饮食相害成病百件》作"胡荽芹菜及青花黄花菜"。

④ 桔梗……鲤鱼：《外台秘要》卷三十四有类似条文，属《许仁则产后方》。内容为："诸方有白术忌桃李，细辛忌生葱，甘草忌菘菜、海藻，枸杞忌狗肉，附子，黄连忌诸肉，桂心忌生葱。"

治卒饮酒大醉诸病方第七十一

大醉恐腹肠烂

作汤于大器中以渍之，冷复易。

大醉，不可安卧，常令摇动转侧。

又，当风席地，及水洗、饮水，最忌于交接也。

饮醉头痛，方

刮生竹皮五两，水八升，煮取五升，去滓。然后合纳鸡子五枚，搅调，更煮再沸，二三升，服尽。

饮后下痢不止

煮龙骨饮之。亦可末服。

连月饮酒，喉咽烂，舌上生疮

捣大麻子一升，末黄檗二两，以蜜为丸服之。

饮酒积热，遂发黄方

鸡子七枚，苦①酒渍之，封密器中，纳井底二宿，当取，各②吞二枚，枚渐尽愈③。

大醉酒，连日烦毒不堪，方

蔓青菜，并少米熟煮，去滓，冷之④便饮，则良。

又方：生葛根汁一二升，干葛煮饮，亦得。

欲使难醉，醉则不损人。方

捣柏子仁、麻子仁各二合，一服之，乃以饮酒多二倍。

---

① 苦：原作"若"，据《外台秘要》卷三十一《饮酒积扫热方》改。

② 当取，各：《外台秘要》卷三十一《饮酒积热方》作"出当软，取"四字。

③ 枚渐尽愈：四库本作"枚尽渐愈"。《外台秘要》卷三十一《饮酒积热方》作"渐至尽验"。

④ 冷之：此下《外台秘要》卷三十一《饮酒连日醉不醒方》引作"内鸡子三枚或七枚，调匀，饮之二三升。无鸡子，亦可单饮之。"

又方：葛花并小豆花子，末为散，服三二匕。又，时进葛根饮、枇杷叶饮，并以杂者干蒲、麻子等，皆使饮，而不病人。胡麻亦杀酒。先食盐一匕，后则饮酒亦倍。

附方

《外台秘要》治酒醉不醒。

九月九日真菊花，末，饮服方寸匕。

又方：断酒。

用驴驹衣烧灰，酒服之。

又方：鸬鹚粪灰，水服方寸匕。

《圣惠方》治酒毒，或醉昏闷烦渴，要易醒方：

取柑皮二两，焙干，为末，以三钱匕，水一中盏，煎三五沸，入盐，如茶法服，妙。

又方：治酒醉不醒。

用菘菜子二合，细研，井花水一盏，调为二服。

《千金方》断酒法。

以酒七升着瓶中，朱砂半两_{细研}着酒中。紧闭塞瓶口，安猪圈中，任猪摇动，经七日，顿饮之。

又方：正月一日，酒五升，淋碓①头杵下，取饮。

又方：治酒病。

豉、葱白各半升，水二升，煮取一升，顿服。

---

① 碓（duì 对）：古代舂米时在石臼中锤击稻料，以去掉稻壳的锤杵。

治百病备急丸散膏诸要方第七十二

裴氏五毒神膏，疗中恶暴百病，方

雄黄、朱砂、当归、椒各二两，乌头一升。以苦酒渍一宿。猪脂五斤，东面陈芦煎，五上五下，绞去滓。纳雄黄、朱砂末，搅令相得，毕。诸卒百病，温酒服如枣核一枚，不瘥，更服，得下即除。四肢有病，可摩。痈肿诸病疮，皆摩傅之。夜行及病冒雾露，皆以涂人身中，佳。

《效方》：并疗时行温疫，诸毒气，毒恶核，金疮等。

苍梧道士陈元膏疗百病。方

当归、天雄、乌头各三两，细辛、芎䓖、朱砂各二两，干姜、附子、雄黄各二两半，桂心、白芷各一两，松脂八两，生地黄二斤_{捣绞取汁}。十三物①，别捣雄黄、朱砂为末，余㕮咀，以酽苦酒三升，合地黄渍药一宿，取猪脂八斤，微火煎十五沸。白芷黄为度，绞去滓。纳雄黄、朱砂末，搅令调和，密器贮之。腹内病，皆对火摩病上，日两三度，从十日乃至二十日，取病出瘥止。四肢肥肉、风瘴，亦可酒温服之，如杏子大一枚。

主心腹积聚，四肢痹躄，举体风残，百病效方

华佗虎骨膏，疗百病

---

①　十三物：《备急千金要方》卷七第五无附子、雄黄，连同猪肪共十二味。附注谓《胡洽方》有人参、防风、附子、雄黄为十五味应不包括猪脂，《肘后方》《千金翼方》有附子、雄黄、大酢，亦为十五味。药量差异亦较大。

虎骨、野葛各三两，附子十五枚重九两，椒三升，杏仁、巴豆去心、皮、芎䓖切各一升，甘草、细辛各一两，雄黄二两。十物，苦酒渍周时①，猪脂六斤，微煎三上三下。完附子一枚，视黄为度，绞去滓。乃纳雄黄，搅使稠和，密器贮之。百病皆摩傅上，唯不得入眼。若服之，可如枣大，纳一合热酒中，须臾后，拔白发，以傅处，即生乌。猪疮毒风肿及马鞍疮等，洗即瘥，牛领亦然。

莽草膏，疗诸贼风，肿痹，风入五脏恍惚。方

莽草一斤，乌头、附子、踯躅各三两。四物，切，以水苦②酒一升，渍一宿。猪脂四斤，煎三上三下，绞去滓。向火以手摩病上，三百度，应手即瘥。耳鼻病，可以绵裹塞之。疗诸疥癣、杂疮。

《隐居效验方》云：并疗手脚挛，不得举动及头恶风，背胁卒痛等。

蛇衔膏，疗痈肿、金疮、瘀血、产后血积、耳目诸病、牛领、马鞍疮

蛇衔、大黄、附子、当归、芍药、细辛、黄芩、椒、莽草、独活各一两，薤白十四茎。十一物，苦酒淹渍一宿，猪脂三斤，合煎于七星火上。各沸，绞去滓，温酒服如弹丸一枚，日再。病在外，摩傅之。耳以绵裹塞之。目病，如黍米注眦中，其色缃黄③，一名缃膏，□人④又用龙衔藤一两合煎，名为龙衔膏。

神黄膏，疗诸恶疮，头疮，百杂疮。方

黄连、黄檗、附子、雄黄、水银、藜芦各一两，胡粉二两。七物，细筛，以腊月猪脂一斤，和药调器中，急密塞口。蒸五斗米下，熟出，纳水银，又研，令调，密藏之。有诸疮，先以盐汤洗，乃傅上，无不瘥者。

---

① 周时：指一昼夜。
② 苦：当作"若"，或也。
③ 缃（xiāng 香）黄：浅黄色。
④ □人："人"上缺一字，四库本作"南人"。

《隐居效验方》云：此膏涂疮，一度即瘥，时人为圣。

青龙五生膏，疗天下杂疮。方

丹砂、雄黄、芎䓖、椒、防己各五分，龙胆、梧桐皮、柏皮、青竹茹、桑白皮、蜂房、猬皮各四两，蛇蜕皮一具。十三物，切，以苦酒浸半月，微火煎少时，乃纳腊月猪脂三斤，煎三上三下，去滓，以傅疮上；并服如枣核大，神良。

《隐居效验方》云：主痈疽、痔、恶疮等。

以前备急诸方故①**是要验，此来**②**积用效者，亦次于后云。**

扁鹊陷冰丸，疗内③**胀病，并蛊疰、中恶等，及蜂**④**百毒、溪毒、射工**

雄黄、真丹砂别研、矾石熬各一两将生矾石三两半，烧之，鬼臼一两半，蜈蚣一枚赤足者，小炙，斑猫去翅足、龙胆、附子炮各七枚，藜芦七分炙，杏仁四十枚去尖皮，熬。捣筛，蜜和，捣千杵。腹内胀病，中恶邪气，飞尸游走，皆服二丸如小豆。若积聚坚结，服四丸，取痢，泄下虫蛇五色。若虫注⑤病，中恶邪，飞尸游走，皆服二三丸，以二丸摩痛上。若蛇蜂百病⑥，苦⑦中溪毒、射工，其服者，视强弱大小，及病轻重，加减服之。

丹参膏，疗伤寒时行、贼风恶气

在外，即支节麻痛，喉咽痹；寒入腹，则心急胀满，胸胁痞塞。内则服之，外则摩之。并瘫缓不随，风湿痹不仁，偏枯拘屈，口㖞，耳聋，齿痛，头风，痹肿，脑中风动且痛。若⑧痈，结核漏、瘰疬坚

---

① 故：通"固"，固然。
② 此来：似当作"比来"。比来，近来。
③ 内：据下文，当作"腹内"。
④ 蜂：据下文，当作"蛇蜂"。
⑤ 虫注：据上文，当作"蛊注"。
⑥ 病：据上文，当作"毒"。
⑦ 苦：当作"若"，或也。
⑧ 若：《千金翼方》卷十六《诸膏》作"石"，义长。

肿未溃，傅之取消。及丹疹诸肿无头，欲状①骨疽者，摩之令消。及恶结核走身中者，风水游肿，亦摩之。其服者，如枣核大，小儿以意减之，日五服，数用之，悉效。

丹参、蒴藋各三两，莽草叶、踯躅花各一两，秦胶、独活、乌头、川椒、连翘、桑白皮、牛膝各二两。十二②物，以苦酒五升，油麻③七升，煎令苦酒尽，去滓，用如前法，亦用猪脂同煎之。若是风寒冷毒，可用酒服。若毒热病，但单服。牙齿痛，单服之，仍用绵裹嚼之。比常用猪脂煎药。有小儿耳后疬子，其坚如骨，已经数月不尽，以帛涂膏贴之。二十日消尽，神效无比。此方出《小品》。

神明白膏，疗百病，中风恶气，头面诸病，青盲，风烂眦鼻，耳聋，寒齿痛④，痈肿，疽痔，金疮，癣疥，悉主之

当归、细辛各三两，吴茱萸、芎䓖、蜀椒、术、前胡、白芷各一两，附子三十枚。九物⑤切，煎猪脂十斤。炭火煎一沸，即下，三上三下。白芷黄，膏成，去滓，密贮。看病在内，酒服如弹丸一枚，日三；在外，皆摩傅之。目病，如黍米纳两眦中，以目向天风可扇之⑥。疮虫齿，亦得傅之。耳内底着亦疗之⑦。缓风冷者，宜用之。

成膏⑧

清麻油十三两菜油亦得，黄丹七两。二物，铁铛文火煎，粗湿柳批篦，搅不停，至色黑，加武火，仍以扇扇之，搅不停，烟断绝尽，看

---

① 欲状：四库本作"状似"。

② 十二：以上药物计十一物，疑有脱。按《备急千金要方》卷二十二《痈疽》亦有丹参膏，较本方少连翘、桑白皮，多菊花、白及、防己；附注云"《肘后》用防风不用防己"与本书第三十六篇丹参膏方同，则本方似应有"防风"。

③ 油麻：四库本作"麻油"。

④ 风烂……齿痛：《备急千金要方》卷七《膏》同方作"风目烂眦管翳，耳聋，鼻塞，龋齿，齿根挺痛。"

⑤ 九物：《备急千金要方》卷七《膏》多桂心，为十物。

⑥ 以目……扇之：《备急千金要方》卷七《膏》作"以目向风，无风可以扇扇之"，义长。

⑦ 疮虫……疗之：《备急千金要方》卷七《膏》作"诸疮痔，龋齿，耳鼻百病主之，皆以膏傅"，义长。

⑧ 成膏：此名似义未足，疑有阙文。

渐稠，膏成。煎须净处，勿令鸡犬见。齿疮帖①，痔疮服之。

药子一物。方

婆罗门，胡名船疏②树子，国人名药子③，疗病唯须细研，勿令粗。皆取其中人，去皮用之。

疗诸疾病方：卒得吐泻，霍乱，蛊毒，脐下绞痛，赤痢，心腹胀满，宿食不消，蛇螫毒入腹，被毒箭入腹，并服二枚。取药子中人，暖水二合，研碎服之。疽疮、附骨疽肿、丁疮、痈肿，此四病，量疮肿大小，用药子中人，暖水碎，和猪胆封上。疖、肿、冷游肿、癣、疮，此五病，用醋研，封上。蛇螫、恶毛、蝎、蜈蚣等螫，沙虱、射工，此六病，用暖水研，赤苋和，封之。妇人难产后腹中绞痛及恶露不止，痛中瘀血下，此六病④，以一枚，一杯酒，研，温服之。带下、暴下，此二病，以栗汁研，温服之。龋虫食齿，细削，纳孔中，立愈。其捣末筛，着疮上，甚主⑤肌肉，此法出支家大医本方。

服盐方，疗暴得热病，头痛目眩，并卒心腹痛，及欲霍乱，痰饮宿食及气满喘息，久下赤白，及积聚吐逆，乏气少力，颜色痿黄，瘅疟，诸风

其服法：取上好盐，先以大豆许，口中含，勿咽，须臾水当满口，水近齿，更用方寸匕抄盐纳口中，与水一时咽。不尔，或令消尽。喉⑥若久病长服者，至二三月，每旦先服，或吐，或安。击⑦卒病，可服三方寸匕，取即吐痢，不吐病痢⑧，更加服。新患疟者，即

①　帖：用同"贴"。
②　船疏：《证类本草·药实根》大观本作"那约"，政和本作"那绽"，《本草纲目·解毒子》引苏恭谓"胡名那疏"，引葛洪《肘后方》作"那疏"。"船"当作"那"。
③　药子："子"字原脱，《证类本草·药实根》引《唐本注》谓"此药子也"，《普济方》卷二五六《杂治门》即作"药子"，据补。
④　六病：此上病名未足六种，应有阙漏。
⑤　主：四库本作"生"，义长。
⑥　喉：疑为"唯"之误。
⑦　击：四库本作"系"。
⑧　不吐病痢：据上句，"病"字似衍。痢，同"利"。

纳。心腹痛及满，得吐下，亦佳。久病，每上以心中热为善，三五日亦①服，佳。加服，取吐痢，痢不损人，久服大补。补豚②肾气五石，无不瘥之病。但恨人不服，不能久取。此疗方不一。《小品》云：卒心痛鬼气，宿食不消，霍乱气满中毒，咸作汤，服一二升，刺便吐之，良。

《葛氏》常备药

大黄、桂心、甘草、干姜、黄连、椒、术、吴茱萸、熟艾、雄黄、犀角、麝香、菖蒲、人参、芍药、附子、巴豆、半夏、麻黄、柴胡、杏仁、葛根、黄芩、乌头、秦胶等，此等药并应各少许。

以前诸药，固以大要，岭南使用。仍开③者，今复疏之。众药并成剂药④。自常和合，贮此之备，最先于衣食耳。

常山十四两，蜀漆，石膏一斤，阿胶七两，牡蛎、朱砂、大青各七两，鳖三枚，鲮鲤甲一斤，乌贼鱼骨、马蔺子一大升，蜀升麻十四两，槟榔五十枚，龙骨，赤石脂，羚羊角三枚，橘皮、独活_{其不注两数}者，各四两，用芒硝一升，良。

成剂药

金牙散、玉壶黄丸、三物备急药、紫雪、丹参、岗草膏、玉黄丸、度瘴散、末散、理中散、痢药、丁肿药，其有侧注者，随得一种为佳。

老君神明白散⑤

术、附子_炮各二两，乌头_炮、桔梗二两，细辛一两。捣筛，旦服，五方寸匕。若一家有药，则一里无病，带行者，所遇病气皆消⑥。若他人得病者，温酒服一方寸匕。若已四五日者，以散三匕，水三升，

---

① 亦：用同"一"。
② 补豚：四库本作"奔豚"，可从。
③ 开：义不可通。旧校作"需"。似当作"阙"。
④ 成剂药：指加工好的成药，如丸、散、膏、丹之类。
⑤ 老君神明白散：本方已见于前第十五篇，文字小有差异，可参看彼篇。
⑥ 消：原作"削"，据本书第十五篇同方改。

煮三沸，服一升，取汗，即愈。

云常用辟病散①

真珠、桂肉各一分，贝母三分，杏仁二分熬，鸡子白熬令黄黑三分。五物，捣筛，岁旦服方寸匕。若岁中多病，可月月朔望服。

单行方②：

南向社中柏，东向枝，取曝干，末，服方寸匕③。姚云：疾疫流行预备之。名为柏枝散，服，神良。《删烦④方》云：旦南行，见社中柏，即便收取之。

断温病，令不相染方

熬豉，新米酒渍，常服之。

《小品》正朝屠苏酒法，令人不病温疫

大黄五分，川椒五分，术⑤、桂各三分，桔梗四分，乌头一分，拔楔⑥二分。七物，细切，以绢囊贮之。十二月晦日⑦正中时，悬置井中至泥，正晓拜庆前出之。正旦取药置酒中，屠苏⑧饮之，于东向。药置井中。能迎岁，可世无此病。此华他⑨法，武帝有方验中。从小至大，少随所堪。一人饮，一家无患，饮药三朝⑩一方有防风一两。

姚大夫，辟温病粉身方

芎䓖、白芷、藁本。三物，等分，下筛，纳粉中，以涂粉于身，大良。

---

① 云常用辟病散：本方已见于前第十五篇，名"常用辟温病散"，文字小有差异，可参看彼篇。云，四库本作"又"，义长。

② 单行方：本方已见于前第十五篇，文字小有差异。

③ 匕：原脱，据四库本补。

④ 烦：据此书名常例，当作"繁"。

⑤ 术，原作"水"，据四库本、道藏本改。

⑥ 拔楔：常例作"拔契(菝葜)"，一种清热解毒类的中药。

⑦ 晦日：农历月末的最后一天。

⑧ 酒中，屠苏：似当作"屠苏酒中"。屠苏，古代一种酒名。

⑨ 华他：即华佗。

⑩ 饮药三朝：此下有脱文。《外台秘要》卷四引作"饮药酒待三朝，还滓置井中，能仍岁饮，可世无病。"

附方

《张仲景》三物备急方，司空裴秀为散，用疗心腹诸疾，卒暴百病。

用大黄、干姜、巴豆各一两_{须精新好者}。捣筛，蜜和，更捣一千杵，丸如小豆，服三丸，老小斟量之，为散不及丸也。若中恶客忤，心腹胀满，卒痛，如锥刀刺痛，气急口噤，停尸卒死者，以暖水若酒服之。若不下，捧头起，灌令下喉，须臾瘥。未知，更与三丸。腹当鸣转，即吐下，便愈。若口已噤，亦须折齿灌之，药入喉，即瘥。

崔氏《海上方》云：威灵仙去众风，通十二经脉。此药朝服暮效，疏宣五脏冷脓宿水变病，微利不泻。人服此，四肢轻健，手足温暖，并得清凉。时商州有人患重足不履地，经十年不瘥。忽遇新罗僧见云：此疾有药可理。遂入山求之。遣服数日，平复后，留此药名而去。此药治丈夫妇人中风不语，手足不随，口眼㖞斜，筋骨节风，胎风头风，暗风心风，风狂人。伤寒头痛，鼻清涕，服经二度，伤寒即止。头旋目眩，白癜风，极治大风，皮肤风痒。大毒，热毒风疮，深治劳疾，连腰骨节风，绕腕风，言语涩滞，痰积。宣通五脏，腹内宿滞，心头痰水，膀胱宿脓，口中涎水，好吃茶渍①。手足顽痹，冷热气壅，腰膝疼痛，久立不得，浮气瘴气，憎寒壮热。头痛尤甚，攻耳成脓而聋，又冲眼赤，大小肠秘，服此立通，饮食即住。黄疸，黑疸，面无颜色。瘰疬遍项，产后秘涩，暨②腰痛，曾经损坠。心痛，注气膈气，冷气攻冲。肾脏风壅，腹肚胀满，头面浮肿，住③毒脾肺气，痰热咳嗽气急，坐卧不安，疥癣等疮。妇人月水不来，动经多日，血气冲心，阴汗盗汗，鸦臭秽甚，气息不堪，勤服威灵仙，更用热汤尽日频洗，朝涂若唾。若治鸦臭，药自涂身上④，内外涂之，当

---

① 渍：《证类本草》作"淬"，义长。

② 暨：《证类本草》作"檗（概）"，当作"腎（guì）"，突发腰痛。

③ 住：《证类本草》作"注"，义长。

④ 朝涂……身上：《证类本草》作"朝以苦唾调药涂身上"。

得平愈。孩子无辜①，令母含药灌之。痔疾秘涩，气痢绞结，并皆治之。威灵仙一味，洗焙为末，以好酒和令微湿，入在竹筒内，牢塞口，九蒸九曝。如干，添酒重洒之，以白蜜和为丸，如桐子大，每服二十至三十丸，汤酒下。

《千金方》

当以五月五日午时，附地刈取菜耳叶，洗，曝燥，捣下筛，酒若浆水服方寸匕，日三夜三。散若吐逆，可蜜和为丸，准计一方匕数也。风轻易治者，日再服。若身体有风处，皆作粟肌出，或如麻豆粒，此为风毒出也，可以针刺溃去之，皆黄汁出乃止。五月五日，多取阴干，着大瓮中，稍取用之。此草辟恶，若欲省病省疾②者，便服之，令人无所畏。若时气不和，举家服之。若病胃胀满，心闷发热，即服之。并杀三虫，肠痔，能进食。一周年服之，佳。七月七、九月九可采用。

治牛马六畜水谷疫疠诸病方第七十三

治马热蚰颡黑汗鼻有脓，哐哐有脓③，水草不进。方

黄瓜蒌根、贝母、桔梗、小青④、栀子仁、吴蓝、款冬花、大黄、白鲜皮、黄芩、郁金各二大两，黄檗、马牙硝各四大两。捣筛，患相当⑤及常要唉。重者，药三大两，地黄半斤，豉二合，蔓菁油四

---

① 无辜：小儿疳的一种。《诸病源候论》卷四十八《无辜病候》："小儿面黄发直，时壮热，饮食不生肌肤，积经月日，遂致死者，谓之无辜。"大致与今结核病相似。

② 省病省疾：谓看望病人。

③ 治马……有脓：《外台秘要》卷四十《驴马诸疾方》作"疗马热虫颡黑汗鼻中有脓腔"。蚰，四库本作"虫"。颡，同"嗓"。

④ 小青：《外台秘要》卷四十《驴马诸疾方》作"大青"。

⑤ 患相当：谓症状相合。

合，和①合，斋前啖至晚饲，大效。

马远行到歇处，良久，与空草，熟刷。刷罢饮，饮竟，当饲。

困时与料必病，及水谷②。

六畜疮焦痂

以面胶封之，即落。

马急黄黑汗

右割取上断讫，取陈久靴爪头，水渍汁，灌口。如不定，用大黄、当归各一两，盐半升。以水三升，煎取半升③，分两度灌口。如不定，破尾尖，镵血出，即止，立效。

马起卧胞转④及肠结，此方并主之

细辛、防风、芍药各一两。以盐一升，水五升，煮取二升半，分为二度灌。后灌前，用芒硝、郁金、寒水石、大青各一两，水五升，煮取二升半，以酒、油各半升，和搅，分二度灌口中。

马羯骨胀

取四十九根羊蹄烧之，熨骨上，冷易之。如无羊蹄，杨柳枝指粗者，炙熨之，不论数。

饮马以寅午二时，晚少饮之。

啖盐法

盐须干，天须晴，七日，大马一啖一升，小马半升，用长柄杓子深内咽中，令下肥而强水草也。

治马后冷

豉、葱、姜各一两，水五升，煮取半升⑤，和酒灌之，即瘥。

---

① 和：原脱，据《外台秘要》卷四十《驴马诸疾方》补。
② 困时……水谷：当作"困时与料及水谷必病"。
③ 半升：《外台秘要》卷四十《驴马诸疾方》作"半"，义长。
④ 胞转：小便不通之证。古人认为是胞（膀胱）屈辟所致，故名"胞转"。
⑤ 半升：《外台秘要》卷四十《驴马诸疾方》作"半"，义长。

虫颡十年者

酱清如胆者①半合，分两度灌鼻，每灌，一两日将息。不得多，多即损马也。

虫颡重者

葶苈子一合熬令紫色，捣如泥，桑根白皮一大握，大枣二十枚擘。水二升，煮药取一升，去滓。入葶苈，捣，令调匀。适寒温，灌口中，隔一日又灌，重者不过再，瘥。

虫颡马鼻沫出，梁肿起者，不可治也。

驴马胞转欲死

捣蒜，纳小便孔中，深五寸，立瘥。又，用小儿屎，和水灌口，立瘥。

又方：骑马走上坂②，用木腹下来去擦③，以手纳大孔，探却粪，大效。探法：剪却指甲，以油涂手，恐损破马肠。

【点评】此法今称掏结术，古人又称"谷道入手""起卧入手"，即从肛门入手掏取直肠中宿粪的治疗技术，至今兽医常用。此为对这一技术的最早记载。

脊疮

以黄丹傅之，避风，立瘥。

疥④

以大豆熬焦，和生油麻⑤捣傅，醋泔净洗。

目晕

以霜后楮叶，细末，一日两度，管吹眼中，即瘥。

---

① 如胆者：《外台秘要》卷四十《驴马诸疾方》作"和胆"。
② 坂(bǎn 板)：《外台秘要》卷四十《驴马诸疾方》作"坡"，义同。
③ 擦：《外台秘要》卷四十《驴马诸疾方》作"捼"，义长。捼，搵按。
④ 疥：《外台秘要》卷四十《驴马诸侯方》作"马疥"，义足。
⑤ 油麻：四库本作"麻油"。

马驻①蹄

槽下立处，掘一尺，埋鸡子许大圆石子，令常立上，一两日，永瘥。

疗马嗽方②

啖大麻子。净择一升饲之。治哐③及毛焦，大效。

疥

以樗根末，和油麻④涂，先以皂荚⑤或米泔净洗之，洗了涂。令中间空少许，放虫出，不⑥得多涂，恐疮大。

秘疗疥

以巴豆、腻粉，研，油麻⑦涂定，洗之。涂数日后，看更验。

---

① 驻（zhù 住）：原作"蛀"，据《外台秘要》卷四十《驴马诸疾方》改。驻，马蹄痛病。

② 疗马嗽方：原脱，据《外台秘要》卷四十《驴马诸疾方》补。

③ 哐（qiāng 枪）：咳嗽。

④ 油麻：四库本作"麻油"。

⑤ 皂荚：《外台秘要》卷四十《驴马诸疾方》作"皂荚水"，当从。

⑥ 不：原作"下"，据《外台秘要》卷四十《驴马诸疾方》改。

⑦ 油麻：四库本作"麻油"。《外台秘要》卷四十《驴马诸疾方》作"油麻油"。